子どもの心のケアの進め方

災害やコロナ禍でも子どもが安心して過ごせるために

臨床心理士
田中和代 著

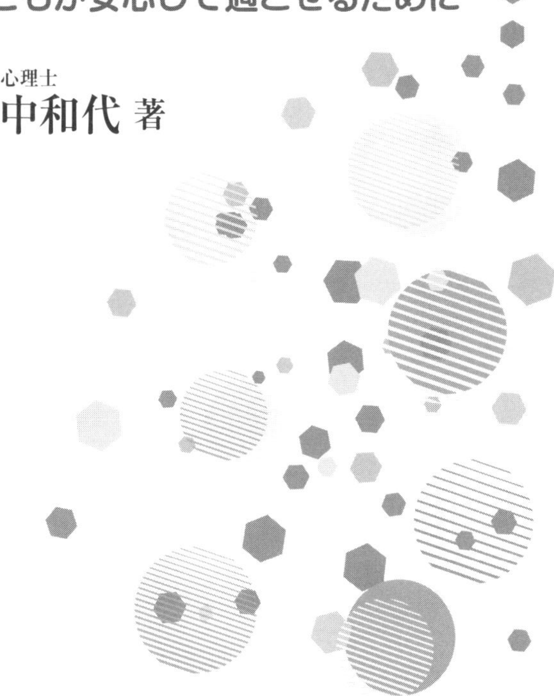

黎明書房

はじめに

2022年の内閣府の調査では全国に約140万人の「ひきこもり」の方がいるということです。小・中・高校時に不登校になった方の何割かが「ひきこもり」に移行しているということもききます。現在の日本では，大人も子どもも心が傷ついて動けなくなっている人が多いということですね。

人は苦しみを誰かにきいてもらうことにより，その苦しみを乗り越えていけると言われています。きいてもらうことができず，苦しさを胸の奥深くにしまいこむことで社会に出られなくなる方々が多くいるかもしれません。

苦しみを誰かにきいてもらうことにより，苦しい問題を解決できる可能性があるのに，どうしてこんなに多くの方がいまだに苦しんでいるのでしょうか。苦しんでいる子どもの声をなぜ周囲が，親が，先生がきいてあげられないのでしょうか。

それだけ，子どもの心の苦しみをきいてあげるということが難しいということです。

子どもにはいろんなタイプの子がいます。「愛想がいい子」「大人しい子」「優しい子」「無口な子」「反抗的な子」などです。周囲は「愛想がいい子」や「優しい子」には，話しかけやすく，会話数が多くなります。すると周囲の大人が子どもの苦しみを理解したり，親しい交流が増えたりして，その苦しみを乗り越える可能性が高まります。

一方，「無口な子」や「反抗的な子」には「せっかく話しかけても話が続かない」とか「話しかけても嫌な返事が返ってくるだけ」となり“会話のキャッチボール”が少なくなります。周囲は「話しかけるのが迷惑かな？」「この子は話しかけられたくないんだ」と解釈し，ついつい話しかける機会が少なくなってしまったりします。結果，そのような子どもは孤独を感じ，苦しみを抱えたままで育つことになります。

では，無口で愛想がなく反抗的な子は，どうしたら周囲に苦しみをわかってもらえるのでしょうか？

本来，子どもは（言葉ではとげのある返事をしていても）「周囲から話しかけてほしい」「親しい関係になりたい」と思っているのです。周囲は子どもの本心がわからないので，関係ができないまま成長し，孤独な人となってしまいます。実はこれは大人でも同じです。笑顔で話しかけられたり，親切に話しかけられると心が嬉しくなります。

では，愛想が悪く，反抗的な子どもには周囲はどのように接すればよいのでしょうか。

この本は，子どもの心理的な支援の他，子どもの気持ちをきくスキル，話の仕方のスキル，簡単にできるリラクゼーションの仕方を紹介しています。

これらで，子どもたちの心が少しでも軽くなることを願っています。

最後に労力を惜しまずに，至らぬ私に根気強く支援をしてくださった黎明書房様には厚くお礼を申し上げます。

2023年6月4日

子どもたちの心の平安を願って

田中和代

＊本書は，先に出版しました『教師・親のための子どもの心のケアの進め方』を改題し，ハンディな大きさに判型を改めたものです。

目　次

はじめに　1

第1章

つらい子どもの心　9

1　ストレスがあると心はザワザワする　11
2　困った子とは　12
3　子どもの PTSD（心的外傷後ストレス障害）　13
4　日常のストレスでも起こる「複雑性 PTSD」　14
5　複雑性 PTSD の例　15
■事例 1　頭の中が忙しくて勉強に集中できないシュン（仮名，小学 5 年生）　15
■事例 2　精神的に不安定なユウカ（仮名，28 歳女性）　16

第2章

子どもは自分でなかなか伝えられない　19

1　子どもは苦しみを外に出せないことが多い　21
2　苦しさを伝えられない時，反抗や暴力が　22
3　待ってあげましょう　23

4　ポジティブな解釈を伝えましょう　24
■ネガティブな解釈をしてしまうアカネ
（仮名，中学１年生）　24
5　叱られるのは，悪いことではないことを伝える　26
6　誉められることで自信がつく　26
7　上手な問いかけをしましょう　27

第３章
怒りを解消する　29

1　怒りとは　31
2　「気持ちの温度計」で怒りを解消する　32
3　「気持ちの温度計」の使い方　33
4　怒りは「○○すべき」から始まる　34
5　「べき」から「まあいいか」に　35

第４章
アサーションスキルを身につけると快適に過ごせる　37

1　アサーションとは　39
2　アサーション（自己主張）の３つのタイプ　40
■会話例１　スーパーでの会話　41
■会話例２　友達との会話　42

3　断る時　44
4　断られる時　44

第5章
子どもの話をきく時のコツ　47

1　相手の立場に立った言葉かけをする　49
2　途中でさえぎらずきく　50
3　うなずき・相づち・笑顔を活用する　51
4　そのまま受容する　51
5　オウム返し　53
6　言い換える　53
7　開かれた質問で会話を広げる　54

第6章
困ったら教師は親と一緒に考える　57

1　教師と親との面接　59
2　悪い親でも敵ではない　60
3　親との面接だけで子どもの問題を解決できることもある　60
■家族関係の中で問題が起きているルミ
（仮名，中学1年生）　61

第7章

反抗期の子どもと話す時　65

1　アイ・メッセージでもめない会話　67
2　「普通の時の会話」と「治療的会話」の例　69
■会話例1　2階でゲームをしている息子に，ご飯ができたので食べに来なさいと呼びかけた会話　69
■会話例2　娘の部屋に掃除機をかけてあげようとして，娘に断られた時の会話　71

第8章

リラクゼーションで心と体をゆるめよう　73

1　ストレスは脳や体に悪い　75
2　幼児へのタッチング　76
3　子どもへのタッチング　77
4　かんたん呼吸法　78
5　筋弛緩法　79
6　バタフライハグ　81
7　マインドフルネス　82
■1分間マインドフルネス　84

第9章

HSP（過敏体質）について　87

1　HSPとは　89
2　HSPになぜなるのか？　90
3　HSPの能力を生かすも殺すも自分しだい　91
■事例1　朝起きられず，気持ちが沈みがちなリュウヤ（仮名，18歳）　91
■事例2　自分の顔が醜いと思うエリ（仮名，17歳）　92
4　HSPの能力を生かす　93
5　では，どうしたらよいのか　94

第10章

子どもの心の病気について　97

1　ウツ病　99
2　不安障害　100
3　摂食障害　103
4　統合失調症　104
5　チック　105

第11章

発達障害（症）　107

1　発達障害（症）　109

2　自閉スペクトラム症（ASD）　110
3　注意欠如・多動症（ADHD）　113
4　学習障害（症）（LD）　114

参考文献　116

おわりに　119

第1章

つらい子どもの心

お父さんやお母さん，

先生にとっても，

子どもは元気でいてほしいですね。

しかし，

相次ぐ災害やコロナなどで

子どもたちは困っています。

1　ストレスがあると心はザワザワする

最近，大きな地震や大雨による土砂災害，火山の噴火などの自然災害が続いています。また，2020 年からは新型コロナウイルス感染症（COVID-19）が世界的に大流行し，日本でも多くの方が亡くなっています。そして学校が長い間休みとなり，大人も子どもも狭い家の中で過ごさざるをえない状況が続きました。

災害とコロナ禍は，大人にも子どもにも大変なストレスです。コロナ禍で突然親が家で仕事をするようになり，ストレスから DV（家庭内暴力）も増加していると言います。

子どもの苦しみは，災害だけではありません。虐待を受けたり，管理的な家庭環境だったり，学校でいじめられたりして，いつも周囲に気を遣って育った子どもたちも，見逃すことはできません。

大人はこのような子どもたちに，どのように接したらよいかと戸惑ってしまいます。

問題解決の第一番は，そのようなストレスフルな環境を取り除き，理想的な家庭環境を作ることでしょう。しかし問題は複雑にからみあっているし，大災害などではすぐに元の状態に戻すのは困難です。

ストレスを抱えた子どもたちは無気力だったり，投げやりだったり，暴力的だったり，反抗的だったりします。心はザワザワ（胸騒ぎ）しています。親や学校の先生からみたら「困った子」とみえることもあります。

このような子どもたちに周囲の大人はどのように対応している

でしょうか。実際のところ，どのように対応したらよいかわからないことも多いのです。

2　困った子とは

一般に「困った子」は,「問題児」とも言われます。その「困った子」とは，実は周囲が困っていることに加え，本人も困っている子なのです。

困っている子どもの状況とは次のような状態です。

- ボーっとしていることが多い
- 過敏で不安が強い
- 反抗的
- 非行をする
- 元気よく遊べない
- 学校を休みがち
- 授業に集中できない
- 忘れ物が多い
- おどおどしている
- 落ち着きがない
- 食欲がない
- 食欲がありすぎる
- 吐き気，下痢，頭痛等の身体症状がでる
- 友達がいない

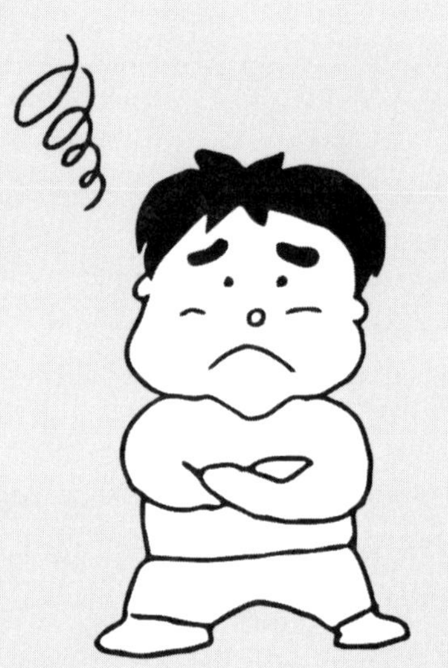

3　子どものPTSD（心的外傷後ストレス障害）

困っている子どもの中には，深刻なトラウマ（心的外傷）を抱えた子がいます。

トラウマとは非日常的で重大な出来事（戦争，犯罪被害，虐待，交通事故，自然災害など）を体験した後に発症する心の外傷とされてきました。このような非日常的な事件などで起こるトラウマを「単回性トラウマ」と言います。

たいていの場合，時間の経過と共に，事実は覚えているが衝撃的記憶がうすれ，それに伴う苦しい感情もうすれます。そして，すべてが過去の出来事となります。

しかし適切なケアがされなかったり，もともと子どもの感受性が強かったり不安が強かったりすると，1ヵ月以上経過しても「過去の出来事」と感じられず，何回も思い出す（フラッシュバック）ことになります。

それによって記憶が新しく書き換えられ，時間が経過しても今起こっているかのような不愉快な感情が沸き起こります。

これを，PTSD（心的外傷後ストレス障害，Post Traumatic Stress Disorder）と言います。

PTSDの主な症状は次のようなものです。

PTSDの主な症状

①　フラッシュバック・再体験

頻繁にトラウマの原因となった出来事が思い出されます。

その時の不快で苦痛な記憶が突然よみがえり，悪夢として反復されます。体験した時と同じような動揺や身体生理的反応（動悸や発汗）を伴います。

② **過覚醒**

緊張が続き，眠れなかったり，怒りっぽくなったり，過剰に不安が強くなったりします。

③ **回避**

トラウマを思い出させるものを避けたり，トラウマと似ている物を怖がったりします。

④ **解離症状**

現実感がなく，トラウマに関する記憶が一部無くなったりすることもあります。気がついたら万引きをしていた，などもあります。

⑤ **抑ウツ症状**

一人ぼっちでいることが不安になったり，自己否定が強く，未来への不安や，生きている現実感がなかったり，希望が持てなかったりします。

4　日常のストレスでも起こる「複雑性 PTSD」

トラウマ（心的外傷）は，1回の大きな衝撃的な出来事で起こる単回性トラウマだけではありません。発育途上の，虐待やこじれた家族関係の中で育つことや，いじめなど，長期間にわたるストレスが原因の「長期反復性トラウマ」があります。そして，これにより起こる「複雑性 PTSD」があります。

複雑性 PTSD の原因となるような環境例

・母が祖母からいじめられるのをみて育った
・父母がいつもケンカをしていた
・家庭内で暴力をみて育った
・虐待を受けていた
・親の愚痴をきいて育った
・兄弟間で差別されて育った
・性的暴力を受けて育った
・学校などでいじめを受けていた
・親から管理されて育った
・周囲から否定的なことばかり言われて育った

このように，ひどい扱いを受けていた場合だけでなく，親が管理的だったり，母が祖母から強い叱責を受けているのをみて育った場合も，PTSD になったりします。

5　複雑性 PTSD の例

■事例１　頭の中が忙しくて勉強に集中できないシュン（仮名，小学５年生）

シュンは３人兄弟の真ん中。家はコンビニエンスストアを経営しており，父も母も朝から晩まで忙しく働いています。

家族は，両親と姉，妹の５人家族です。

父は何かあると母に怒鳴ります。「ご飯くらいちゃんと作れ。手抜きだ」「子どもが反抗的なのはお前の育て方が悪いからだ」「成績が悪いのは母親のせいだ」「いい加減にしろ！女は黙って俺の言うことをきいていればいいんだ」などと大声で怒鳴り，時には母を殴ることもあります。

母は父に言い返せません。たびたびこんなことがあるので，シュンは父が嫌いです。

シュンが母に「お父さんと離婚しておばあちゃんの家で暮らそう」と言っても母はいつも泣くだけです。夜，ベッドに入ってから，両親の話し声がきこえると心配になり，聞き耳を立てます。

シュンは学校に行っても，授業に集中できません。昨夜，きこえた父の怒鳴り声が思い出され，「今頃お母さんは大丈夫かな」「お父さんに怒鳴られてないかな」と心配で頭がいっぱいになります。次々に心配なことを考えるのに忙しくて，授業中先生が話すことはまったく頭に入りません。当然，テストの結果は最悪で，成績も最悪です。

■事例２　精神的に不安定なユウカ（仮名，28 歳女性）

ユウカは幼い頃から真面目で優等生でした。姑は何かにつけて，「母親の育て方が悪いから行儀が悪い」とか，「ユウカの成績が悪いのは母親のせい。わが家の血筋は頭がいいのに」と母を責めました。

　母は，ユウカを「よい子」にしようと「教育ママ」になりました。ユウカのためと母が勉強方法を考え，学習塾や習い事にも通っていました。ユウカは先生からの信頼も厚い優等生で友達からも好かれ，英検や漢検，バイオリンでも全国大会に出場するなど才能を発揮していました。

　中学の時に祖母が亡くなり，母を責める人はいなくなりましたが，母の「教育ママ」は変わりません。高校は県内の進学校に合格。ユウカが猛勉強しても成績は中以上にはなれません。自分に自信がなくなり，ウツ的な症状も出ました。その頃からやる気も起こらず，生きている実感がなかったと言います。

　大学進学でも志望の大学には行けず，進学した大学にも通えず，中退しました。母が励ましてくれましたが，しだいに母が疎ましくなりました。しかし事あるごとに母に頼ってしまいます。何回か働きましたが人間関係がつらくて退職し，今はひきこもっています。

　このように，大切に育てられたようにみえる場合もトラウマの状態になることがあります。

　このように，災害や事件・事故等の衝撃的出来事によるものでなく，育った環境がその子どもにとりストレスがかかるものだったりすると，苦しい気持ちで育ち，成長後にウツ的な症状が出て苦しいつらい生活を送る方もいます。

　しかし，育った環境が悪ければすべての人がウツのようになるわけではありません。同じように育っても，その子どもの感性や性格により，そうならないこともあります。むしろ逆境に強い性格になることもあります。

第2章

子どもは自分で なかなか伝えられない

子どもは，

楽しい時も苦しい時も，

話をきいてほしいものです。

きいてもらえると，

心が落ち着きます。

1　子どもは苦しみを外に出せないことが多い

誰でもそうですが，「楽しい時」だけでなく，「苦しい時」「悲しい時」「寂しい時」「嫌な気持ちの時」も，誰かに話をきいてもらいたいものです。気持ちをきいてもらえると，興奮した気持ちがしずまることが多いのです。

学校や家庭で，先生や親に，何でも話す子がいます。一方，なかなか話をしない子もいます。

なかなか話をしない子は「話をしない」のではなく「話ができない」のかもしれません。話のきっかけが作れないのかもしれません。それとも「本当にこの人に話していいのかな？」と思っているのかもしれません。

子どもは無意識に「本当に自分の気持ちを理解してくれるのかな？」「信用できる人かな？」と観察していることがあります。だから「この人なら大丈夫」となると，話をしてくれます。

子どもの話をきくのは簡単なようでこれが結構難しいのです。

大人は「子どもは物事がよくわからないから苦しんではいないだろう」と子どもの苦しみを軽視しがちです。しかし，災害や家庭内暴力や両親の不和などを敏

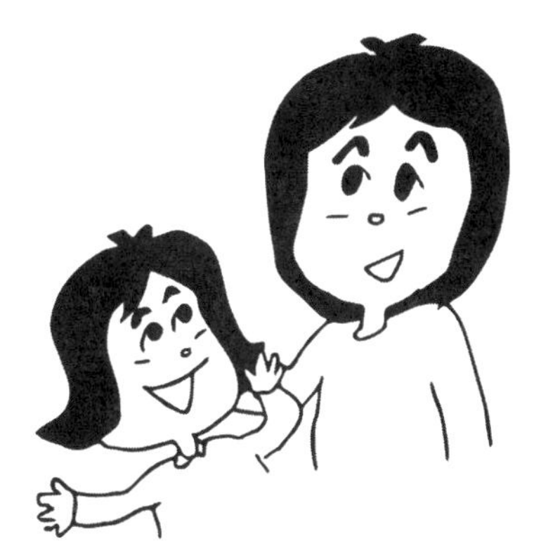

感に感じ取り，苦しんでいることも多いのです。

反対に考えると，「大人の私でさえ，こんなにつらいのだから，子どもはもっと苦しいだろう」と考える必要があると思います。

大人になって苦しんでいる若者の話をきくと，彼らの多くが，生育中に家族関係や学校の中で苦しい経験をしてきています。

2　苦しさを伝えられない時，反抗や暴力が

災害があった時などでフッと一息ついた時，子どもに目を向けてください。親も苦しいので，子どもにまで気が回りません。しかし，子どもの気持ちもザワザワ（胸騒ぎ）しているのです。

災害の時など子どもは親より，今の状況がわからないのです。「ひどいみたいだけど，これは何だろう？」「これからどうなるのか？」「安全なのか？」「自分たちは死んでしまわないの？」などと心配しています。

このような思いを相手にうまく伝えられない時，子どもはもどかしくて気持ちがザワザワします。自分がなぜザワザワしているか意識できない子もいます。また「私の言ってることをわかってもらえない」とイライラし，泣いたり，たたいたり，噛みついたり，暴れたりします。

イライラした時は，誰かに「そうだったのか。それは悔しかったね」などとわかってもらえたら，そこで膨らんでいた興奮の気持ちがおさまります。

このように自分の気持ちや意思を伝える力は，大切です。自分の気持ちを相手に理解できるように伝える「コミュニケーション

能力」は，これから先の人生を生き抜いていくための「力強い武器」となります。

その「力強い武器」を備えることで，安心安全な生活を送っていけるというのは，とても重要なことです。

3　待ってあげましょう

子どもは事件や事故があった時，それをたとえみたとしても，うまく表現できません。ですから，子どもの返答がなくても，しばらく待ってあげましょう。

「車が……」など断片的な言葉が返ってくるかもしれません。そんな時は「車ね」と繰り返したりしてじっと待ちましょう。

また，子どもが訳のわからないことを言い出すと，「そうじゃないでしょ」とか，「それは，こんなものだったんじゃないの？」などと頭ごなしに否定したり反論したりしたくなります。

子どもと話す時，気長に待つということは何より大切なことです。なぜなら，子どもの脳はまだよく発達していません。言葉をきいて，瞬時に理解するという作業がまだ育つ途上にあるのです。当然，返答を考えて相手に言葉として伝えることは，相当に困難なことでしょう。

その上，起こった出来事の全過程を理解するのは，もっと難しいことでしょう。

そんな時に，大人が「それでどうしたの？」「それから？」と急かすように矢継ぎ早に話をきき出そうとすると，子どもはじっくりと考えることができず，混乱してしまいます。

そうなると，子どもの頭の中に，大人の話はもう入ってこなくなります。

そんなことがないように，

- 大人はゆっくりと，間を置いて話す
- 急（せ）かさない
- 反論しない
- 大人の考えで決めつけない

などに気をつけながら子どもの話をきく姿勢があると，子どもは安心します。

4　ポジティブな解釈を伝えましょう

何でも，物事をネガティブ（悪い方）に解釈することは人生を暗くします。ポジティブ（よい方）に解釈することは，明るく生きる上で大切な資質となります。今まで何人ものウツのクライエントと接してきました。その方々はそろって，物事をネガティブに捉えて苦しんでいました。

■ネガティブな解釈をしてしまうアカネ

（仮名，中学１年生）

アカネは暗いと言われています。友達は一人もいません。ある日泣いてスクールカウンセラーに相談に来ました。

離れたところにいるクラスメイトが自分の方を向いて笑っ

ていると，「自分の悪口を言われている」というのです。ジロジロみられるのは「自分が変だから」とまた落ち込みます。

カウンセラーはアカネにポジティブな解釈を伝えました。

① クラスメイトがこちらをみて笑っている時は，あなたのことが好きだから笑っているかもしれないのに，「変に思われている」と決めつけるのはおかしい。

② ジロジロみているのは，あなたのことが好きだからかもしれない。

アカネはカウセンラーのアドバイスに納得して，それ以降，クラスメイトがこっちをジロジロみていたら笑顔を返すようにしたということです。

今ではアカネは行動が積極的になり，友達もでき，それ以来相談室に来ることはありませんでした。

本当のところは，もしかしたら，そのクラスメイトはアカネを悪く思っているのかもしれません。しかし本当のことを特に突き止める必要はありません。

例えば，先生が自分に注意した時も「先生は自分ばかりにきつい」と解釈するよりも「先生は自分をよくしようとして言ってくれる」と解釈した方が，幸せに生きる可能性が大きくなります。

子どもにも「前向きに解釈することは大切」なことを伝えましょう。それ以降の人生も楽に生きられるようになります。

5　叱られるのは，悪いことではないことを伝える

誰だって叱られるのはうれしくありません。怒られたら「言い訳」をしたくなるし，怒った相手のことを嫌いになりがちです。

叱られてしょげている子どもに「叱るのは君のためだ」と言われても余計に反発します。叱った直後にこの言葉を伝えることはやめましょう。

叱られた興奮がおさまった頃に，「叱ったこと」について，ゆったりと伝えるのがよいでしょう。

「あの時，叱ったのは，こういう理由があったからだよ。君のことが嫌いだからではないよ」と感情的にならずに伝えましょう。落ち着いて筋立てをして説明すると理解しやすくなります。

子どもの頃から「叱られる」ことについて，このような説明を重ねることにより，社会に出て「叱られた時」にも落ち着いて対処できるようになります。

6　誉められることで自信がつく

子どもを「誉める」ことはよいことですが，なかなか誉める機会がありません。

どんな時に，どんな風に誉めたらよいのでしょうか。

①「できて当たり前」を，あえて探して誉める

例：・「あなたはいつも明るい顔で挨拶してくれるから，こ

ちらもうれしくなるよ」
・「今の発言は君らしくていいね」
・「妹のことを大切にして偉いね」

②　相手が得意だと思っていることを誉める

例：・「今日の服装はセンスいいね」
・「算数が得意だね」
・「走るフォームがいいね」

③　小さな変化に気づき，誉める

例：・「最近，片付けが上手になったね」
・「言われなくても，掃除してくれてるね。ありがとう」

7　上手な問いかけをしましょう

自分の考えを言えない子どもがいたら，上手な問いかけをしてあげることで，話しやすくなります。

テレビで，保育園児がイベントに参加したことを取材したニュースがよくあります。「イチゴ狩りに参加した」とか「交通安全教室に参加した」とかのニュースです。アナウンサーが「どうでしたか？」ときくと，園児は「楽しかった」という返事ばかりで陳腐な気がします。

私はこれをみるたびに「テレビの記者は園児にもっとよいきき方をしろ！　問いかけが下手」と思ってしまいます。「どこが楽しかったの？」「どんな味だったの？」「これからどうしたいの？」

などと，子どもに問いかけることにより，子どもは，自分の気持ちを表現する方法をしだいに身につけるでしょう。

例：「花火大会に参加して，どうだった？」

「きれいだった」

という子どもに，

「どんな形の花火が一番好き？」

とききます。すると，

「黄色い大きな花みたいな花火がいい」

といったように，しだいに詳しく感想を言うことができるようになります。

このように問いかけていくと，気持ちを整理し，脳で言葉を組み立てて，言葉で表現できるようになります。子どもの頃から，気持ちをきいてもらい答える訓練をすると，子どもは表現力を身につけることができます。

第3章

怒りを解消する

苦しみ，悲しみは，
すべて怒りです。
怒りとは，
「自分や周囲が，
こうあるべきなのに，
現実は違うじゃないか！」
と腹を立てた時に
起こる感情のことです。

1　怒りとは

怒りとは，心の反応の１つで，気持ちが苦しくなる感情のことです。カウンセリングでいろんな方の苦しみ，悲しみをおききしますが，それは，究極的には「怒りの感情」なのだと思います。

例えば，「上司は自分ばかりを強く叱責する。もう嫌だ」とか，「夫が浮気をした」とか，「母がガンで苦しんでいるが自分はどうすることもできない」「いろんな会社を受験したが合格しなかった。ダメだ」などは，本人には「苦しみと悲しみ」であり，怒りとは感じていませんが，本質は「自分の思うようにならない」状況に対する怒りと解釈してよいと思います。

大人も子どもも「怒り」は深刻な感情です。

怒りの感情はどのような時に起こるかの例

・友達に悪口を言われた
・約束を破られた
・思ったより成績が悪い
・小遣いが少ない
・片思いで自分の気持ちを受け入れてもらえない
・友達が自分の誘いを受けてくれない
・先生からひどいことを言われた
・店員からひどく扱われた

このように，「怒り」とは，「自分がこうあるべきなのに」とか「周囲がこうあるべきなのに」と腹を立てていることです。この時「怒り」には大きなエネルギーがあり，使い方を間違えると暴力などに結びついてしまいます。

子どもは自分のこの不快な感情の正体が何なのか意識できない場合が多いのです。まず，自分が怒っていることを知ることが大切です。

2 「気持ちの温度計」で怒りを解消する

「気持ちの温度計」（次ページ参照）で自分の気持ちの状態を知ることができます。「気持ちの温度計」は，怒りを視覚化・数値化して具体的にわかりやすくします。

自分の気持ちの程度を自覚することは，他者の気持ちも推測して共感することへとつながります。

自分の気持ちを数値化して認識して行動することで，今日の自分は「爆発して何かをしてしまいそうな苦しい状態である」とか，「今日は普通の状態である」とかを認識できます。

また，先生や親にとっても，今の子どもの状態はわかりにくいものです。もし子どもが苦しみや悲しみを抱えているということがわかったら，どうしてその数字になったのか，どうして苦しいのかをきき，一緒に考えることができます。

きいてもらえると子どもは，「先生や親に苦しい気持ちをわかってもらえた」ということで，少し楽になります。

例えば，その日の心の状態が最悪ならば，教師なら，その日は「では楽しいことを探して行うのがいいね」というアドバイスもできます。母親なら，「じゃあ，夕飯はあなたの好きなトンカツにしてみるね」という話もできるでしょう。

自分の気持ちを認識し，表していくうちに，苦しみや悲しみを感じた時，どう行動したらよいのかがわかるようになります。また，気持ちのレベルが 1 ではなく，2 だから「少し我慢できるかな」と我慢を身につけることもできるようになることでしょう。

そのためにも，「気持ちの温度計」を活用して，心の状態を知りましょう。

3 「気持ちの温度計」の使い方

気持ちのレベルを 1 から 5 までの 5 段階とします。

5 は最高に幸せな気持ちで，1 は最悪で苦しかったり爆発しそうです。3 はいつもの状態で，3 だったら普通で OK です。

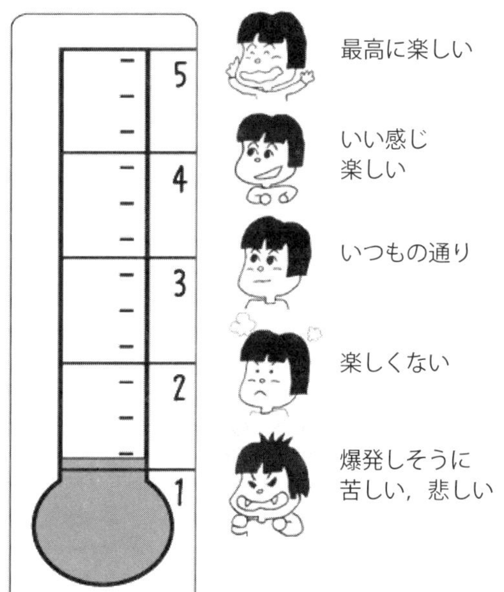

「気持ちの温度計」は自分で作ることができます。子どもがまだ幼い場合で，数字の意味が理解できにくい時は，数字の横に表情を描きます。そして，今の気持

ちをききます。

表情	数字	気持ち
ニコニコ顔	5	最高に楽しい
少しニコニコ顔	4	いい感じ，楽しい
普通の顔	3	いつもの通り
不愉快そうな顔	2	楽しくない
鬼のような顔	1	爆発しそうに苦しい，悲しい

4　怒りは「○○すべき」から始まる

怒っている人の心には「相手はこうすべき」という気持ちが潜んでいます。この「べき」という気持ちが強い人ほど「怒り」の感情が起きやすいようです。

「怒り」と「べき」の気持ちの例

例 1　「友達を遊びに誘ったのに断られた」と不愉快な顔をしている子どもの心には「せっかく遊びに誘ったんだから，断るべきではない」という気持ちが潜んでいます。

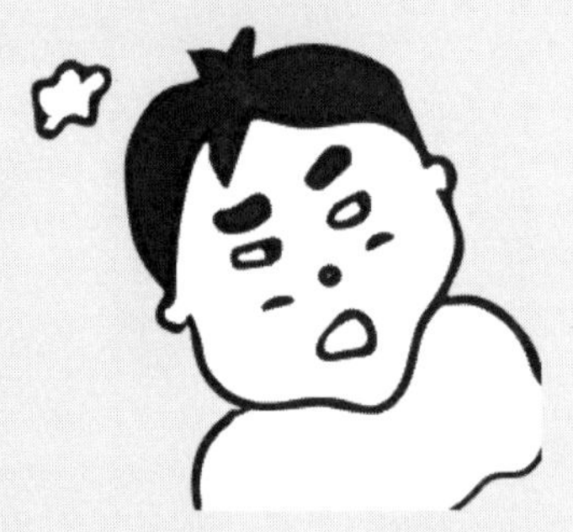

例 2　「先生，何もあんなに怒らなくてもいいじゃないか」と怒る子どもの心には「もう少しやさしくすべきだ」という気持ちが潜んでいます。

例３　「誰にも秘密よ」と打ち明けた秘密を，他の子にしゃべったと怒っている子どもの心には「約束は守るべきなのに」という気持ちが潜んでいます。

例４　「学校帰りに菓子を食べていた」と怒っている子どもの心には「ルールは守るべきだ」という気持ちが潜んでいます。

ただし，いじめや暴力などを受けた場合は，「解消すべき怒り」ではありません。そういう場合は，学校や警察に連絡して解決する必要があります。

クラスでルールを守らない友達がいたらどうしたらよいでしょうか。穏やかに「ルールを守ってほしい」という気持ちを伝えることができたら，怒りは解消するでしょう。それができない時が困ります。

例えば，ルールを守らない友達に，怒りを伴った大声で「おい，ルールを守れ！」などと怒鳴ったりすると，人間関係が崩れやすくなります。

またルールを守らないからと，「こらしめてやる」と暴力的なことをすることは避けたいものです。

次章の「アサーションスキル」を身につけて，穏やかに気持ちを相手に伝えられるのがよいですね。

５　「べき」から「まあいいか」に

「べき」の気持ちが強い人は，自分なりの正義感で相手を非難したり，こらしめようとします。「正義感」と「こらしめ」の気持ちが強すぎると，トラブルが発生しやすくなります。

例えば不倫をしたタレントさんに，ネット上で「こらしめ」の投稿が増え「炎上」が起きます。またマスクをしていない人に，正義感から一般市民が自粛警察と称して取り締まりや攻撃を行うこともあります。

本当の犯罪を許せということではありません。少しくらい「まあいいか」という気持ちを持てることが，怒りを少なくして生きるための大きな力になります。

第4章

アサーションスキルを身につけると快適に過ごせる

怒りの気持ちを
うまく伝えられないと
イライラします。
アサーションスキルを
身につけると
自分の気持ちを
相手に上手に伝えられます。
すると，
「怒り」が減ります。

1　アサーションとは

アサーション（assertion）とは，「自己主張」という意味です。

相手と対等な立場に立って，よりよく自己主張をするためのコミュニケーションスキルのことです。

また，子どもがそのままの自分を尊重でき，また相手をも尊重することができるスキルです。

自分の気持ちを上手に伝えられると，人間関係を悪化させることなく言いたいことを主張できるので，不安が減少し，自信もついてきます。その結果，できないことにも挑戦していけるようになります。

反対に，いつも相手の言いなりになっている自尊感情※の低い子どもは，「自分はダメ」という気持ちが強く，自己主張することが苦手となり，自己評価が低くなります。

その上，最初からものごとに挑戦するのを避けるようになりますので，社会で生きていくのに苦しさが伴いやすくなります。

※自尊感情とは

自分には価値があり尊重されるべき人であると思える感情のことを言います。自尊感情が高い人ほど自己評価が高く，社会での不安が低く，人間関係も良好で，健康度が高いとされています。

2　アサーション（自己主張）の３つのタイプ

①　いばりんぼ型（攻撃型）

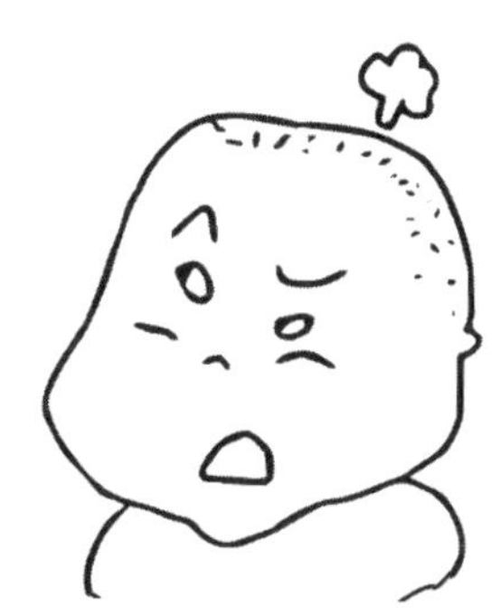

自分の言いたいことを優先し，相手の言うことには否定的で，相手を自分の思うように動かそうとする話し方です。これだと，相手がとても嫌な気持ちになり，自分でも「言い過ぎかな」と思ったり，後で「あんなに言わなくてもよかったかな」と後悔したりする言い方です。

②　おどおど型（非主張型）

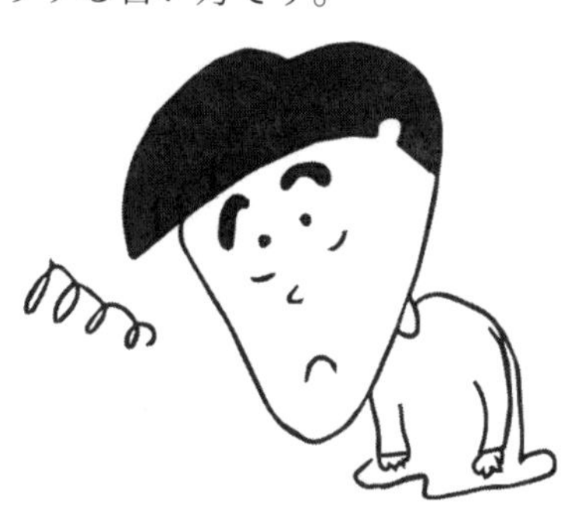

自分の思っていることをなかなか言い出せず，相手の主張に黙ってしまうタイプです。言いたいことが言えず，断りたいのに断れず，苦しくなります。

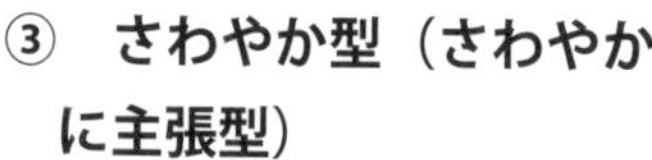

③　さわやか型（さわやかに主張型）

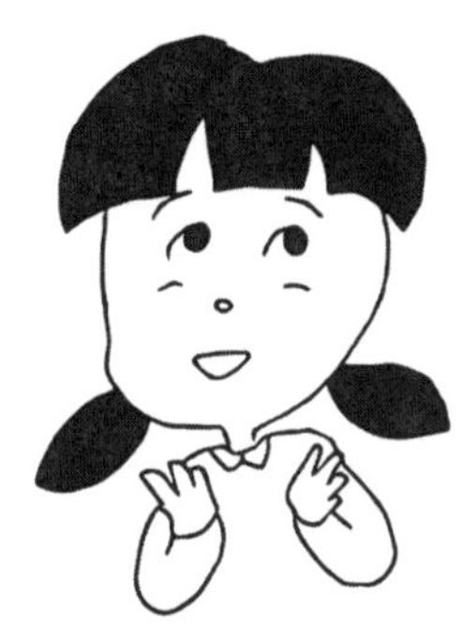

自分の言いたいことも適切な言い方で主張し，相手の主張も認めるので，自分も苦しくなら

ず，相手にも嫌な思いをさせないさわやかな会話ができます。

■会話例１　スーパーでの会話

スーパーのレジで並んでいて「もうすぐ私の番だ」という時，オバサンが私の前に割り込んできました。ずっと並んでいた私は腹が立ちました。

①　いばりんぼ型

オバサン「あー，ちょっとごめん，ごめん。急いでいるからちょっとだけ入らせて」

私「オバサン，横入りしないでよ。みんな並んでいるんだよ。後ろに行って！」

と怒鳴る。

オバサン「最近の子どもは怖いね。年寄りを大事にしてほしいのに」

と言いながら後ろに行く。

②　おどおど型

オバサン「あー，ちょっとごめん，ごめん。急いでいるからちょっとだけ入らせて」

私「はい……急いでいるなら仕方ないか。どうぞ」

と弱々しく引き下がる。

③　さわやか型

オバサン「あー，ちょっとごめん，ごめん。急いでいるからちょっとだけ入らせて」

私「オバサン，急いでいるかもしれませんが，みんなも早くしたいので，後ろに並んでください」
オバサン「はいはい，わかったよ」
と後ろに行く。

こういう場面はいろんな場所でありそうですね。

「いばりんぼ型」は，自分の言いたいことを言えたけど，かなり強く言ったので，オバサンも嫌な気持ちになるし，実は自分も強く言い過ぎたかなと感じ，後味がよくありません。

「おどおど型」は，ルール破りのオバサンの言うがままになって，悔しさが残ります。

「さわやか型」は，穏やかに言ったので，「言い過ぎた」と後悔する必要もなく，しかも言いたいことはちゃんと伝えています。

■会話例２　友達との会話

日曜日にみんなで，ホラー映画をみに行こうと話し合っています。でも私は（実は怖がりで）行きたくないので，なんとか断りたいのです。

①　いばりんぼ型

友達１「日曜日にホラー映画に行こうよ」
友達２「うん，行こう，行こう」
友達１「あんたも行くでしょ」
私「ホラー映画なんて，趣味悪い。行かない」
友達２「ええ，行こうよ」
私「行かない！　おまえらだけで行けばいいだろ！」

友達１「そんならやめようか」

②　おどおど型

友達１「日曜日にホラー映画に行こうよ」

友達２「うん，行こう，行こう」

友達１「あんたも行くでしょ」

私「えーと……」

友達２「行こうよ。１人だけ行かないのはダメ」

私「わかったよ」（行きたくないなと心の声）

③　さわやか型

友達１「日曜日にホラー映画に行こうよ」

友達２「うん，行こう，行こう」

友達１「あんたも行くでしょ」

私「ごめんね。映画は行きたいけど，私は怖がりだから，行けない。他の映画の時誘ってね」

友達１「残念。じゃあ私たちだけで行くね」

「私」はホラー映画が怖いので，行きたくないのですね。それを「いばりんぼ型」だと，トゲのある言い方なので，他の友達は映画に行くことが申し訳ないような気持ちになっていますね。

「おどおど型」は，行きたくないのに付き合わされて苦しくなりそうですね。

「さわやか型」だと，断っても他の友達は気楽に自分たちだけで映画に行けそうですね。

3　断る時

提案を断る時に,「気が進まないので行きたくない場合」には,「その日に用事があるから」と断るとうまく断れます。しかし「嘘をつくのは嫌」という子どもも多いのです。

そんな場合は「ごめんね。今回は行かないけど,また誘ってね」というように,理由は言わずに,「ごめんね」とか「次は行きたいので誘ってね」などの言葉を付け加えると,相手の感情にも配慮しているのでスムーズに断ることができます。

このアサーションの能力は,成人して働き始めてからも役立ちます。上司や同僚に,嫌な気持ちを与えずに,断ったりすることができたら,「人間関係で会社を辞める」などということは起きません。

4　断られる時

先にアサーションで「上手に断る」ということを述べました。

反対に「断られる」と傷つくという子どもからの相談も多いのです。

大人も含めて,「断られる」と傷つく人がかなり多いようです。自分が「この人と一緒に行きたい」と思って誘った結果,相手がその誘いを断った,ということですから残念です。しかし,誰もが「傷つく」のではありません。「残念」と「傷つく」のは違います。

「傷つく」のは，断られることを「自分の人格や価値を否定された」「自分のような子とは行きたくないのだ」と解釈してしまうからです。

セールスマンが商品を売り込みに行っても，すべての客に買ってもらえるのではありません。断られるたびに傷つくのではセールスマンは続けられません。

「この人に断られたら，別の人に売る」ことをするのが優秀なセールスマンです。

それと同じで，「遊ぼう」と誘って断られたら，別の子どもを誘えばよいだけの話です。断った子の都合が悪かっただけで，他の子どもを誘えばよいのです。

また「誘って断られた」と子どもが言ってきたら，「どんな時に，どんな風に誘ったのか」という状況を詳しく子どもにきくことは大切です。もしかしたら，誘い方が悪かったのかもしれませんし，相手に予定があったのかもしれません。

「断られたら別の子を誘う」という方法を実践できる子どもなら，大人になっても，人間関係での悩みをぐっと少なく抑えて生きられることでしょう。

第5章

子どもの話をきく時のコツ

何もしゃべってくれない
子どもの気持ちを
ききたいと思ったら,
まずは子どもの気持ちを
理解することから
始めます。

1　相手の立場に立った言葉かけをする

先生や親は，つい相手の気持ちを無視した言葉のかけ方をしがちです。

例えば，友達がいなくて欠席しがちな子どもに「みんなだってつらいのよ。あなたも少し我慢して登校したら」と声をかけたりしますね。これは先生や親なら言いそうな言葉です。

この言葉を言われた人は「欠席は自分だってよくないと思っている。だけど登校しても，休み時間に話をする子がいないんだ。つらいよ」とか「（先生や親は）わかってくれない」と思ってしまいます。

このような時は「どうして学校に行きたくないの？」とききます。そして，「休み時間に話をする友達がいないと嫌だよね」と言葉かけをしますと，「つらい気持ちをわかってくれた」と感じ，次の話につながります。

よくきく話ですが，ひきこもっている子どもに父親が説教をします。すると子どもが「お前なんかに，俺の気持ちはわからん！」と反発します。

父親は「親に『お前』とは何だ！」「誰のおかげで食べられると思うんだ」「嫌なら出ていけ」と怒鳴ることがあります。

父親の言っている説教はもっともで，正論ではあるのだけど，それ以来「お父さんはちっともわかってない」と子どもが心を閉ざしてしまい，子ども部屋から出て来なくなったりします。

「子どもにへつらうのは嫌だ」という父親もいます。でも子どもを登校させたい，社会に出ていけるようになってもらいたいなら，まずは子どもの「外に出られなくてつらい」という気持ちを認める言葉かけをすることから始めないと事態は進みません。

2　途中でさえぎらずきく

きいている途中で話の間違いや答えがわかったとしても，途中でさえぎらず最後まできくことを心がけましょう。

話している子どもは，答えをきくことより，自分の考えをきいてほしいのかもしれません。

話の途中で「でもね」とか「それはそうなんだけど」とか「それは違うよ」などと言葉をさえぎることは，子どもの話を否定することになります。

先生や親は「その話変だぞ」と思っても，まずはゆっくりとじっくりと，途中で否定せずにききましょう。

「違うぞ」と思った時も「そう思ったのね」と言います。この時「内容が違う」と思っても，そこで訂正をしないで，ただききます。

十分にきいた後「今なら言ってもいいな」と思った時に，「あなたはそう思うのね。私はこう考えたのよ」と伝えます。子どもは，自分の気持ちをきいてもらえた後で大人に心を開いているので，違う意見もききやすくなります。

3　うなずき・相づち・笑顔を活用する

子どもと接する時は，優しい顔で接するのがよいと思います。「私は，わざとらしい笑顔などしない！」などと言わず，笑顔を心がけましょう。少し口角を上げるだけで目が少し下がり，自然な笑顔になります。

子どもが話している間，返事をしないと，大人がちゃんときいているかどうかわからないこともあります。話をきく時は，うなずきと相づちが大切になります。

相づちにもいろいろあります。「そうなんだ」「ふーん」「あら」「そうなの」「あーそうか」「そうだったんだね」など，同じような言葉でも，言い方で違うようにきこえます。

「ふんふん」でも，馬鹿にしたように聞こえる言い方と，しっかりと聞いていることがわかるような言い方があります。

また「それで」と言うと「次はどうなったの」というニュアンスが入ります。

じっくりきいて，落ち着いて，ゆっくりと，うなずきと一緒に相づちを打ちましょう。

4　そのまま受容する

受容するということは，言葉だけでなく，相手の存在そのものを受け入れるということです。

相手の存在そのものを受け入れるということは，常識とは違った考えを持っている子，親が望まないことをする子など，その子どもをそのまま否定しないで受け入れるということです。

つまり成績の悪い子も，反抗的な子も，手伝いをしない子も，欠席がちな子も，ひきこもりの子も，ぜーんぶ，そのまま認めるということです。

例えば，学校に行かない子どもが，「学校は嫌いだ」とか「勉強は嫌いだ。算数なんて社会で使わない」などと言っているとします。

そんな時，大人が「ひきこもってないで学校に行きなさい」とか「学校で勉強していないと大人になって困るよ」などと言っても，子どもの耳には入りません。こんな大人には心を開いてくれません。

そういう時は，子どもに寄り添って話をきき「君は学校には行きたくないんだよね」「算数が嫌いなんだね」「つらい気持ちだったね」「そんなことがあると学校に行きたくないよね」などと，そのままを認めます。

それを言うことで学校に行きたくない理由を話し始めるかもしれません。

もしかしたら，子どもの行動は変わらないかもしれません。すぐに心を開いてくれなくても，その子どもの主張を否定せずにきいてあげることで，子どもの気持ちが楽になるし，話すきっかけにもなるのです。

5　オウム返し

相手の言ったことを言い返すことを「オウム返し」と言います。相手の言葉を言い返すことで，「ああ，自分の言ったことをわかってもらえた」と感じます。

オウム返しの例

・「昨日は歩き疲れて，足が棒のようだった」
　→「足が棒のようだったのね」
・「川の水があふれて海のようだった」
　→「あふれて海みたくなったのね」
・「先生なんて大嫌い」
　→「先生が嫌いなのね」
・「私は学校に行きたくありません」
　→「あなたは学校に行きたくないのね」

しかし，相手の言ったことを一字一句違えずにそのまま返すと，しだいに，ばかにしているようにきこえることがあるので，適当に言葉を省略したり，語尾を変えたりすることが必要です。

6　言い換える

「オウム返し」は有効だと書きましたが，時々は言い換えが必要です。しかしその言い換えた言葉が，相手の気持ちと違う場合があるので注意して言い換えをしてください。

言い換えの例

・「昨日は歩き疲れて，足が棒のようだった」

→「昨日はすごく疲れたのね」

・「昨日は意地悪なヤツともめたし，先生にも叱られたし，部活をさぼって叱られたので気分悪い」

→「昨日は嫌なことばかりだったんだね」

・「友達が誘ってくれたけど，いまいち行きたくないし，でも断ると悪いしで迷ってる」

→「断れなくて困ってるのね」

7　開かれた質問で会話を広げる

質問には「開かれた質問」（open question）と「閉じられた質問」（closed question）があります。話をする時は，これを使い分けることが必要です。

「開かれた質問」とは自由に気持ちや状況を答えてもらう質問です。

それは，例えば「将来何になりたいの？」とか，「欲しいものは何？」とか，「その時のあなたの気持ちはどうだった？」などです。

自由に答えてもらいたい時にはこれを使います。

「閉じられた質問」は答えが決まり切ったものです。例えば，名前や性別，生年月日や住所や出身地など，単純な答えの出る質問ですから，相手は「はい」「いいえ」とか「名前は田中です」

「出身地は静岡です」などと答えるものです。

話をきく時はこれらを使い分けるといいです。

「開かれた質問」は相手のことを知りたい時，自由に答えてもらいます。それによって話が弾むこともあります。

「閉じられた質問」を使うのは，相手の情報を素早く知りたい時などです。また相手が反抗的だったり，答える元気がなかったりで，ようやく質問に答えられるような状況の時は，閉じられた質問しか答えられないこともあります。

開かれた質問と閉じられた質問の例

先生「日曜日は何をして遊んだの？」（閉じられた質問）

子ども「鬼ごっこ」

先生「それはどんな鬼ごっこなの？」（閉じられた質問）

子ども「尻尾（しっぽ）とり鬼ごっこだよ」

先生「それってどうやって遊ぶ鬼ごっこなの？」（開かれた質問）

子ども「ズボンの後ろに紐を挟むんだ。その紐の取り合いをして，一番多くの尻尾を集めた人が勝ちだよ」

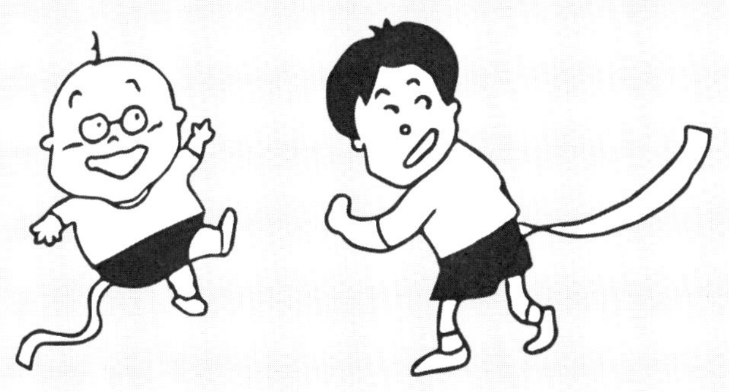

このように，時々で２つの質問方法を使い分けることで，相手のことをよく知ることができます。

第6章

困ったら教師は親と一緒に考える

親は，時には子どもに

ストレスを与え，

子どもに心の傷を

与えることもあります。

でも，教師は

家庭の問題を何とかしたい時は，

やはり，親と一緒に

考えることが大切です。

1　教師と親との面接

子どもは，理想的な家庭で育つとは限りません。多くの家庭では，ストレスがいっぱいです。ストレスが多い状況でも，子どもは特に問題なく大人になる場合もあります。

しかし，中には家庭での生活でストレスを感じ，苦しい思いをしている子どももいます。

親がストレスの元になっている時，「家庭環境を変えてください」とか「○子さんの苦しみの原因は，お母さんあなたです。改善してください」と言っても，親がそれを受け入れることは容易ではありません。

また，親が，「自分が原因だ」と悟っても，すぐに改善できるものでもありません。

親も，意識して子どもを苦しめているのではありません。親も毎日いっぱいいっぱいで生活をしていて，結果として子どもが苦しくなるのです。かと言って，そのままにしておくことはできません。ではどうしたらよいのでしょうか。

そんな時は，子どもが苦しんでいる「この問題をどうしたらよいのか」を，教師が親と面接し，一緒に考えていくことができたらよいです。親自身も困っていたりするので，教師と一緒に安心した気持ちで解決の道を探していけます。

2　悪い親でも敵ではない

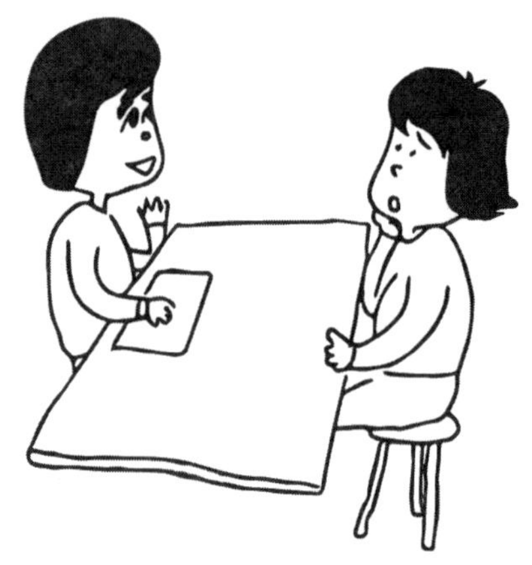

たとえ子どものストレスの原因が親でも，親は敵ではありません。親を責めて得になることは１つもありません。

「親の原因を追求する」ということは「問題を抱えている子ども」にも有害となることが多いのです。

「母親が悪い」となった時に，周囲のみんなが「母親が悪い」という大合唱となり，母親は傷つき周囲から孤立します。その孤立感から，母親が子どもをさらに攻撃することもあります。

教師は，母親を責めることなく，母親と一緒に子どもの問題をどのようにしていくかを，考えましょう。

3　親との面接だけで子どもの問題を解決できることもある

親との面接だけで問題が解決することがあります。あまりしゃべらない子どもの場合，子どもからのきき取りに期待できないこともあります。そんな時は，子ども自身の生活の様子を，むしろ親からきき取るとよいでしょう。

親に子どもの様子をききます。すると，この家族間の力関係や，親と子のいつものやりとりが見えてきます。

親子間で起こったイザコザをきくと，イザコザが起こるパターンが見えてきます。またイザコザを回避するには，親がどんな風に行動をすればよいのかが見えてきます。

親は，最初は，教師のアドバイスの通りにできません。しかし，定期的に面談をしていくと，しだいに親の行動が変化していきます。すると子どもも変化していきます。いつの間にか，子どもの“問題”は消えているというわけです。

これを「家族療法」と言います。家族療法では，「不登校」や「反抗的」「ひきこもり」などの問題を，子どもや親が原因であると考えません。家族のバランスが崩れることにより，問題を抱える人が出てくると考えています。原因を追究せず，その家族のバランスを取り戻すことにより問題が解決するという方法です。

■家族関係の中で問題が起きているルミ（仮名，中学１年生）

担任を通してカウンセラーに話が持ち込まれました。母親からの「欠席の多い娘ルミをなんとかしたい」という相談でした。

ルミは朝の登校をしぶります。それを父親に叱られ，反抗的になります。すると父親が母親に，「お前の育て方が悪いからだ」と物を投げつけ，その後父親は出勤します。

すると母親がルミを怒ります。するとルミは「あんたが怒るから不愉快だ。今日は学校に行かない」と欠席するのです。

また夜はルミが，10時までという約束のゲームを止めないので，母親が「約束の10時よ」と注意すると，そこで言い争いになり，最後は「あんたの怒り方が悪いから私はゲームを止めない」と怒鳴ります。

このようにルミと母親と父親のもめ事が絶えない家庭でした。

この場合，不登校という問題を抱えているのはルミですが，話をきくと，母親もつらい，父親もルミを心配しているという構造がみえます。

母親とカウンセラーは毎週1回の面接を行いました。

カウンセラーが母親に，「学校に行きなさいと叱るとルミが登校をするのか」ときくと，母親は「叱っても登校したことはない」と言います。それでカウンセラーは「叱るのは無駄だから，明日から『登校しなさい』と言わないように」とアドバイスをしました。

この他，ルミと母親や父親がもめた会話を再現してもらい，どうしたら父親やルミともめないようになるかをアドバイスしました。

アドバイスの例

・父親がルミを叱ったら，母親はその場を離れる。（その場にいると父親が母親に当たるから）

・夜10時にゲームを止めない時は，次のようなやりとりをし，一方的に叱らない。

母親「もう10時だからゲームを止めなさい」

ルミ「もう少し」

母親「あとどれくらいで終われる？」

ルミ「あと10分」（終わる時間を自分で決めさせる）

母親「わかったよ，10分だね」

と言ってからはしつこく言わず，10分以上待ち，ルミが自分でゲームを止めるのを待つ。（自分で決めて動く癖をつける）

最初はもめ事はなくなりませんでしたが，徐々に母親からルミへの叱責が減り，2ヵ月後には，父親の暴力的行為もなくなり，ルミは元気に登校するようになりました。

この事例では，原因は父親，母親，ルミそれぞれにありそうです。ですが，原因を追究することはせず，母親との面接とアドバイスで行動の変容を行っています。

母親が娘を叱らなくなると，娘が反抗しなくなります。すると，父親も母親にあたらなくなりました。その結果，娘は登校を再開したということです。

アドバイスの例にあったように，「ゲームを止める約束の10時だよ」と叱っていたのを，「あとどれくらいで終われる？」とルミに終わる時間を自分で決めさせ，しばらく待ちます。

このように母親が行動を変えることにより，家族全体のもめ事がなくなります。

ゲームを止めるという行動もルミ自身が決めるので行動につながりやすく，自主性にも結びつきます。怒られてばかりだったのに，自己決定，自発的行動が増え自己評価も高くなります。

カウンセラーが子どもとは直接話をしないで問題を解決する，こんな方法もあります。

第7章

反抗期の子どもと話す時

親が子どもに
「良かれと思って言うのに，もめる」
ことがよくあります。
反抗的な子どもの場合，
親の真意が伝わりにくく
「親の都合の押しつけ」
と，とってしまうのです。
親子関係が悪化しないような
会話をしましょう。
その方法を紹介します。

1　アイ・メッセージでもめない会話

相手に向かって「遅刻しないで」とか「部屋が汚い」という言い方を「ユー・メッセージ」と言います。

ユーはあなた（相手）ですから，このメッセージは相手に向けられた「（あなたに対して）○○しなさい」と命令をしていることになります。

「遅刻しないで」は「もっと早く来い」ですし，「部屋が汚い」は「もっときれいにしろ」とか「片づけろ」とかいう意味の命令を相手に伝えています。

このユー・メッセージで言うと，相手の行動を制限するメッセージになるので，相手の気分を害しがちです。

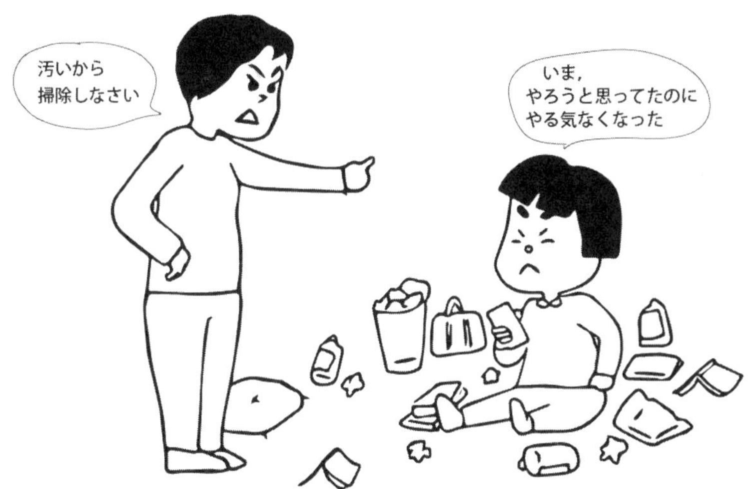
汚いから
掃除しなさい
いま，
やろうと思ってたのに
やる気なくなった

一方の「アイ・メッセージ」は，自分の感情を相手に伝えます。「遅刻しないで」をアイ・メッセージで言うと「あなたが遅いからもう来ないのかと心配になった」となります。

また「部屋が汚い」をアイ・メッセージで言うと「あまりにも汚いので，この部屋には入りたくない」となります。

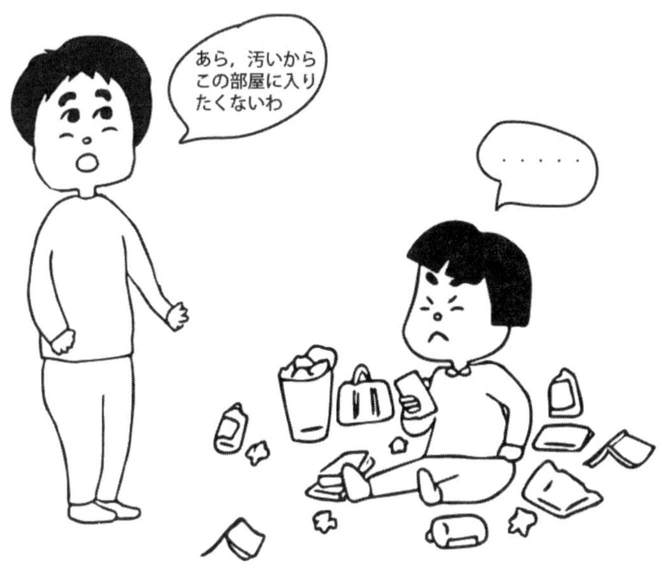

このアイ・メッセージは，相手に○○しなさいと要求しているのではなく，「自分がこう思う」ということを伝えており，相手に判断を任せている（次は早く来るかどうか，掃除をするかどうか），相手を尊重した会話法であると言えます。

アイ・メッセージは少し回りくどくなるので，すべての会話にアイ・メッセージをする必要はありません。

アイ・メッセージは相手との関係がよくない時などに用います。

反抗する気持ちが起きにくく，気持ちが伝わりやすい方法と言えます。

2　「普通の時の会話」と「治療的会話」の例

親子の会話も，何でもない時はそれほど気をつけなくてもよいのですが，「子どもと話すとすぐケンカのようになってしまう時」などは，治療的な会話を取り入れるとケンカ腰になりません。

治療的な会話とは，親が自分の都合を優先させずに，子どもの気持ちを優先させたやりとりをする話の仕方です。

とりあえず，子どもの都合を聞きます。その時に子どもが「今忙しいから」と言っても，「ゲームしているだけなのに」などと思わないで，とりあえず子どもの言葉を優先させましょう。そして，子どもが「じゃあ，１時間後ならいいよ」という条件を出したら，それに従うという方法です。

それも，「もう１時間経ったよ」などとせっつかず，さりげなくタイマーをかけて子どもの傍に置くなどして，自分から「お母さん，いいよ」などと言ってくるのを待ちます。

次に会話例を紹介しますので，参考にしてください。

■会話例１　２階でゲームをしている息子に，ご飯ができたので食べに来なさいと呼びかけた会話

<普通の時の会話>

親「（２階の自室にいる息子に）ご飯できたよ」

息子「わかった」
親「早く下りておいで」
息子「今，いいとこ（ゲーム中）下りられない」
親「お肉が冷めちゃうから早くおいで」
息子「冷めてもいいよ」
親「ゲームなんかしてないで，せっかく高いお肉なのに冷めると固くなるよ」
息子「うるせえな！　ご飯いらん！」（怒鳴る）
親「何言っているの。ご飯食べないと体に悪いよ」

このように，普通の会話だと，往々にして子どもともめます。親の好意的な思いが拒否され，最後は「うるさい！」となり，親子関係は最悪となります。

反抗的な場合は，次のような会話を心がけると平和な関係が保たれます。

＜治療的な会話の例＞
親「（2階の自室にいる息子に）ご飯できたよ」
息子「わかった」
親「早く下りておいで」
息子「今，いいとこ（ゲーム中）下りられない」
親「お肉が冷めちゃうから早くおいで」
息子「冷めてもいいよ」
親「わかったよ。じゃあゲームが終わったら食べなさい」
息子「わかった」

それから 20 分ほどして，子どもが下りてくる。お肉を食べながら，
息子「お肉，冷めてもうまいよ」

■会話例２　娘の部屋に掃除機をかけてあげようとして，娘に断られた時の会話

＜普通の時の会話＞
母「あなたの部屋に掃除機かけるからね」
娘「今忙しいから止めて」
母「忙しいって，何にもしてないでしょ」
娘「やりたいことがあるんだって」
母「じゃあ，いつ掃除機かけるの」
娘「後でするからいいよ」
母「後でするって，いつもしないじゃないの」
娘「うるさい！　出てけ！　掃除はいらん」（怒鳴る）
母「何言ってるの。お母さんがせっかくきれいに掃除してあげようとしたのに」
娘が部屋のドアをぴしゃっと閉める。

この母と娘の例は，「掃除機をかけてあげよう」とした母親のせっかくの申し出を断り，「うるさい！」と怒鳴り，親子関係が最悪になっています。

これを治療的な会話ですると次のようになります。

<治療的な会話の例>

母「あなたの部屋に掃除機かけるからね」
娘「今忙しいから止めて」
母「あらそうなの。それなら，いつになったらいいの？」
娘「あと１時間たったら」
母「わかったよ。１時間後だね。じゃあ，タイマーかけとくね」
娘「うん」

１時間後，すぐに娘から言い出さなくても母親はせっつかずにしばらく待っている。すると５分後くらいに，

娘「お母さん，タイマー鳴ったよ。お願い」
母「じゃあ，掃除機かけるね」
娘「サンキュー」

治療的会話は難しくありません。基本は「親の都合で事を進めず，子どもの意見を尊重すればよい」のです。

１の例は，「肉をおいしい時間に食べさせたいという親の都合」を優先させると，もめることになります。

２の例の方は，「今（ついでに）娘の部屋まで掃除機をかけたい」という親の都合を優先させようとしてもめています。

「今は食事をしたくない」「今は掃除機はかけないでほしい」という子どもの都合を聞き入れれば，問題は起きないのです。

これらの例のようにうまく会話がいくとは限りません。しかしこのようにうまく行かなくても，治療的会話をすれば，最低，険悪な関係になるのは避けられます。活用してほしいものです。

第 8 章

リラクゼーションで心と体をゆるめよう

心がつらい時は，

体も固くなっています。

災害や人間関係などで

ストレスがあり，

緊張が強くなっている場合は，

体と心をゆるめる

「リラクゼーション」を

行うことが有効です。

1　ストレスは脳や体に悪い

ストレスがかかると，ストレスホルモン（コルチゾール）が排出されます。

長期的にストレスホルモンにさらされることで，脳の海馬（かいば）を萎縮させたり体にも悪い影響があったりすることがわかっています。

心と体はつながっています。心をリラックスさせたい時は，まずはリラクゼーション法で体をゆるめましょう。体の緊張がほぐれると，自然と心もリラックスできます。

体と心の原則

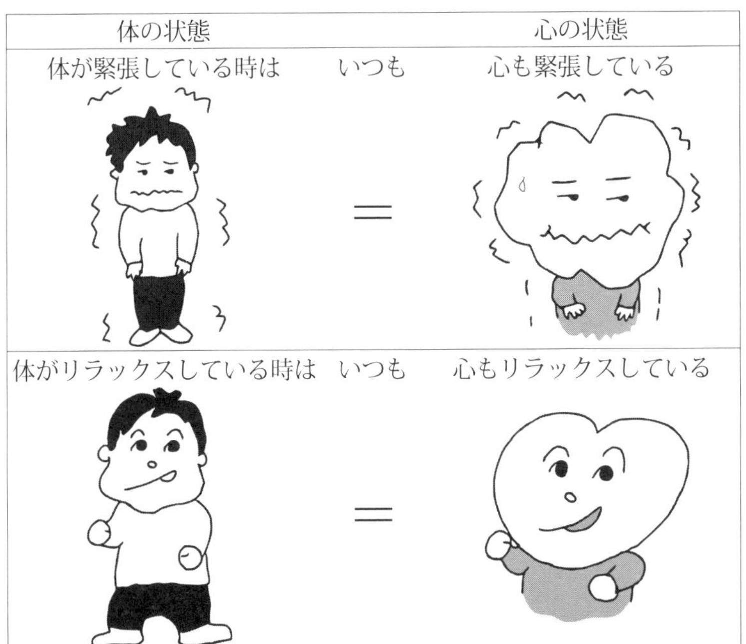

体の状態		心の状態
体が緊張している時は	いつも	心も緊張している
	＝	
体がリラックスしている時は	いつも	心もリラックスしている
	＝	

「体が緊張している時は，心も緊張している。体がゆるめば，心もゆるむ」これが原則です。この原則を利用して，「心が緊張してつらい時は，体を強制的にゆるめてあげれば心もゆるむ」のです。

体と心をゆるめるために「リラクゼーションの方法」を用います。簡単にできる方法を紹介します。

2　幼児へのタッチング

幼児が不安げな時は，親（保護者）や保育士などがタッチングをしてあげましょう。

タッチングとは体に触れることです。タッチすることで，幸せホルモンと言われるオキシトシンが分泌され，幸せな気持ちになれ，信頼関係が増します。

タッチングの種類とは，

① 抱っこする
② コチョコチョくすぐる
③ ほおずり
④ 頭をなでる
⑤ 見つめ合う
⑥ 体の一部に触れる
⑦ 爪を切る，耳かきをする

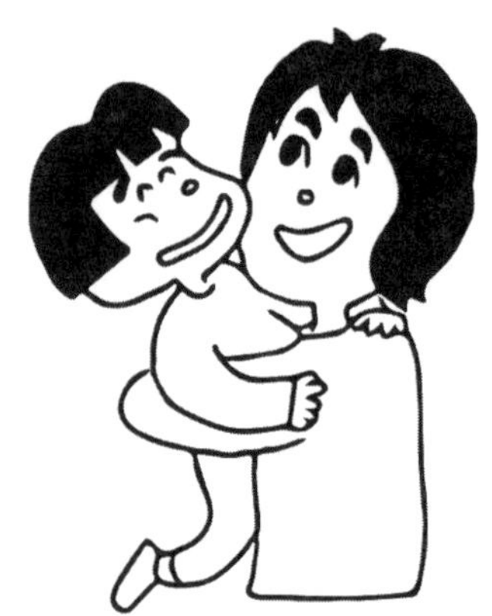

このようにして体に触れることにより，幼児も「大切にされている」と感じ，情緒が安定し，自信を持って毎日を過ごすことができるようになります。

3　子どもへのタッチング

タッチングは，年齢が上がり小学生くらいになると，「この子に触れてもよいのかどうか」と，慎重に判断する必要が出てきます。

肩に触れられることに抵抗がある場合は，手の甲をさすります。寝ていて起き上がれないような相手には，足のスネなどにやさしく触れます。

微妙な年齢の子どもの場合，「ここにやさしく触れてもいい？」などと相手の同意が必要です。

特に男性が女児や女子生徒に実施するなど，異性の体に触れる時は，セクハラと取られがちです。本人が嫌がったり誤解されそうな状況の時は，体に触れるこの方法はやめましょう。

タッチングはマッサージではありませんので，ソフトにゆっくり，行います。相手によって，次のページに紹介する，体に触れない「かんたん呼吸法」等を選びましょう。

進め方

①　背中をタッチ

相手の背中の首あたりから腰のあたりまで，少しずつ位置を変えながら10秒くらいかけて，手のひらでソフトに触れます。次に肩から腕の上，手首まで同様に触れます。

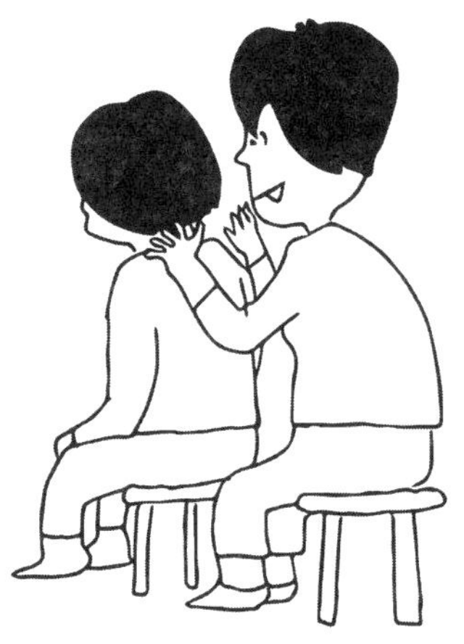

② 手の甲をさする

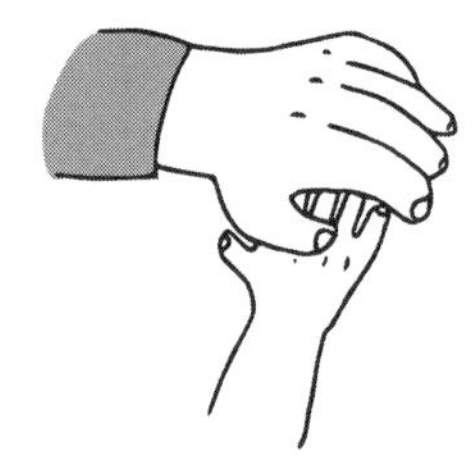

相手の手の甲の指先から手首の上まで，手のひらをゆっくりすべらせて往復させます。

③ 痛みの部分にタッチ

相手が痛みを感じる部分に，そっと手のひらを当てます。温めるような気持ちで行います。

①〜③をゆっくりと，全体で 10 分程度かけて行うとリラックスできます。

4 かんたん呼吸法

息をゆっくり吐くことで，副交感神経が優位に働き，心と体がゆるみ，リラックスできます。イスやソファーに楽に座って行います。

進め方

① 楽な姿勢でイスに座ります。目をつむります。両手はお腹の前で合わせ，ゆったりとした気持ちになるまで待ちます。

② 「1，2，3」と心の中で数を数え，鼻で息を吸います。（3 秒程度）

③ 「4」で息を止めます。（2 秒程度）

④ 「5，6，7，8，9，10」と口から息をながーく吐きます。（8 秒程度）これが 1 セットの呼吸です。

⑤　息を吐き切ったら，2セット目の呼吸をします。②～④を10セット繰り返します。

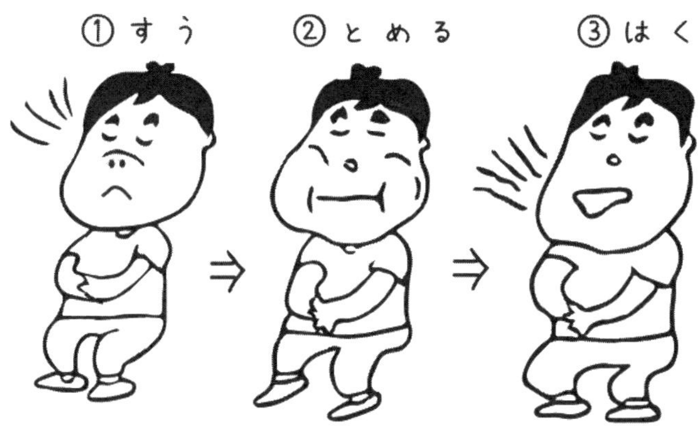

10セット行うと，手指が太くなったような気がします。これは，副交感神経が優位になり，毛細血管が広がり，指の先まで血液が行き渡ったということで，リラックスしている証拠です。

呼吸法は，立ったままでもできます。電車の中とか，壁にもたれてもできます。また，寝る直前に布団の中でも行えます。

5　筋弛緩法

私たちは意識しないでも，どこかに力が入っています。緊張している時，無意識に肩に力が入っています。後で肩が凝って，緊張していたことに気づくこともあります。

「力を抜いて」と言われても，無意識のうちに力んでいるので，なかなか力が抜けません。こんな時に簡単に力が抜ける方法が「筋弛緩法(きんしかんほう)」です。

体の各部分に 10 秒間力を入れて，その後一気に力を抜く方法です。これを繰り返すことで体の緊張をゆるめることができます。

「筋弛緩法」の利点は，呼吸法と一緒で，どこでも，気楽に行えることです。「筋弛緩法」にもいろいろと方法がありますが，一番簡単な方法を紹介します。

進め方

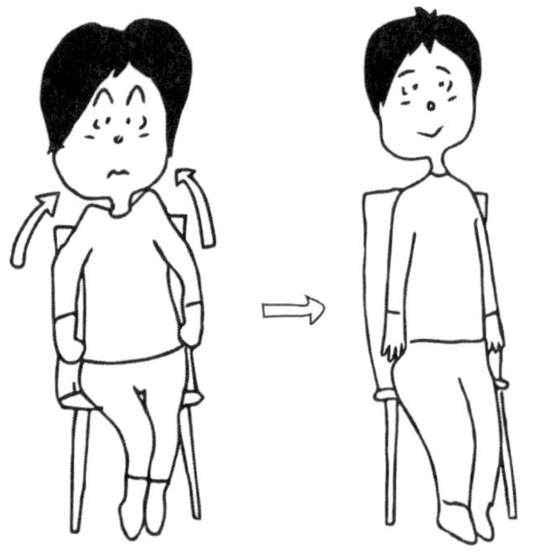

① 肩，腕，手のひら，顔，その他の部分に力を入れます。同時に息を吸います。

② ゆっくり 10 数えたら，一気に息を吐きながら，体から力を抜きます。息を吐きながら 30 秒間くらい，体から力が抜けた感覚を味わいます。

③ これを 10 回繰り返します。

大切なことは，体がゆるんだ感覚を味わうことです。上半身だけでなく，顔だけでもできるし，体全体でもできます。

筋弛緩法もどこでもできます。ベッドで横になってでもできますので便利です。

6　バタフライハグ

バタフライハグは心の傷を癒したり，もやもやした気持ちを解消したりするセルフケアです。

EMDRという心理療法から派生してできたものです。EMDRは特別な訓練を受けた専門家が行うことですが，バタフライハグは自分一人で簡単にできます。

嫌なことがあってイライラしたり，モヤモヤして神経が高ぶっていたりする時に行います。

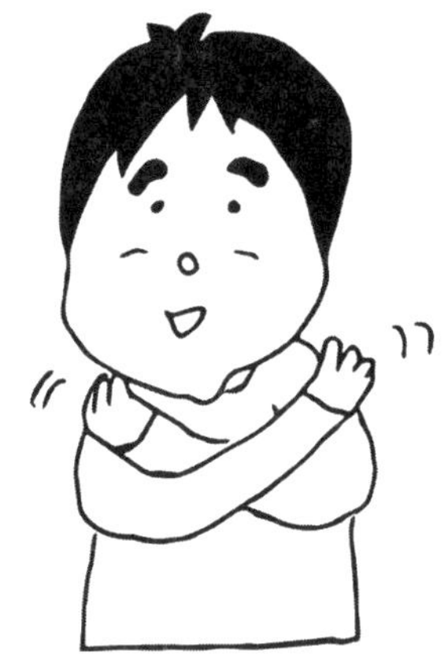

進め方

①　自分を抱きしめるように，両腕を胸の前で交差させます。両手のひらは，肩に軽く添えます。

②　自分が「安心できるもの」を思い浮かべます。「好きだなあ」「リラックスするなあ」と思うものでもかまいません。具体的なものでなくても，好きな人や場所，大切な思い出，自分だけの想像の世界を，思い浮かべてもかまいません。

③　思い浮かべたら，そのまま目をつむり，胸の前で両腕を交差したまま，左右の肩を，両手で交互に，ゆっくり触れたり軽くたたいたりしましょう。

　そっと安心のイメージを味わいながら，「トン・トン・トン」

と，左右の肩を，ゆっくり交互にたたきます。左右 1 回で 1 セットです。

④　10 セットしたら動きを止めて，両手を下ろし目をつむったまま，「ゆったり深呼吸」をします。(「ゆったり深呼吸」は 4 秒鼻から息を吸って，一旦止めて，10 秒くらいかけてゆっくりと口から息を吐きます。) その後「1 分間のゆったり感覚」を味わいます。

⑤　その後もう一度，③④を行います。

私は次の方法で「バタフライハグ」を行います。

目を閉じて手を交差して，手で自分の腕にタッチして，肩から肘あたりまでそっとすべらせて下ろしていきます。お母さんに抱かれて「いい子，いい子」されているように感じます。

上下にゆっくりと 10 往復します。優しくソフトに行うことが大切です。その後両手を下ろし上記のような「ゆったり深呼吸」と「1 分間のゆったり感覚を味わう」を行います。回数は特に決めていませんが，ゆっくり 5 分程度行っています。

7　マインドフルネス

マインドフルネスとは「心を今ここに集中すること」を練習して，「嫌な思い」にとらわれない強い心を作る方法です。

最近では，小学校で取り入れたり，Yahoo!，メルカリ，Apple など，世界的な大企業でも取り入れており，社員が始業の前の 10 分間で行うなど，話題になっています。雑念にとらわれないことから，「ひらめき」や「集中力」が発揮できると言われ，取り入れているようです。

「今ここに集中する」ことを行うのは，私たちの心にはいつも雑念が入り込んでおり，今に集中できないからです。雑念にとらわれている人が「ボーっと生きてんじゃないよ！」と言われる人です。マインドフルネスとはその雑念を考えないで，今に集中する時間を作るということです。

雑念とは，「過去の出来事」や「将来への不安」や「心の傷の原因となった出来事」（フラッシュバック）などです。

私たちは普通に生活している時にも，自分の意思とは無関係に雑念が心の中に割り込み「ああでもない」「こうでもない」と考えてしまいます。嫌な思い出などにとらわれて，不安や恐怖や後悔などを感じ嫌な気持ちになっていることが多いのです。私は，これを「脳が雑念に乗っ取られている状態（または連想ゲーム状態）」と言っています。

専門的には，このように自然に頭に浮かんでくる考えなどを「自動思考」と言います。自動思考にもいろいろありますが，人により癖があります。ウツの人はこの癖が原因で気分をネガティブな方向にもっていきやすいようです。

ウツの人に話をきくと，「朝は，嫌な出来事が思い浮かんできてその日一日がつらくなる」などと言う人がいます。嫌な雑念で楽しい気持ちになれないようです。

また，私たちの脳の容量はそれほど大きくないのに，脳がいつも「雑念に占領されている」状態であると，他の大切なことが考えられないと言われています。

嫌な気持ちになっていると「ストレスホルモン」が出て，脳細胞を死滅させると言われています。でも私たちは考えまいとしてもつい雑念にとらわれてしまい，その時，脳細胞が傷ついていくということです。

ウツ的な自動思考を改善するために，専門家は「認知行動療法」などを行いますが，もう１つの方法としてマインドフルネスがあります。

マインドフルネスを練習することで，「現在起こっていること」を考える思考回路を作っていきます。今のことを考える練習をすることで，雑念に占領されない思考回路ができていき，過去にとらわれにくくなります。結果，ショッキングなことがあっても，それを引きずらない安定した心が保てるということです。

最初は 10 秒くらい〜１分くらいで行いましょう。タイマーをかけるなどするとよいでしょう。

■１分間マインドフルネス

進め方

① イスに座ったり，坐禅を組んだりして，楽な姿勢になります。目はつむってもつむらなくてもどちらでもいいです。大切なことは，背骨の上に頭が乗って，まっすぐになっているということです。

② １分間をタイマーでセットしておきます。

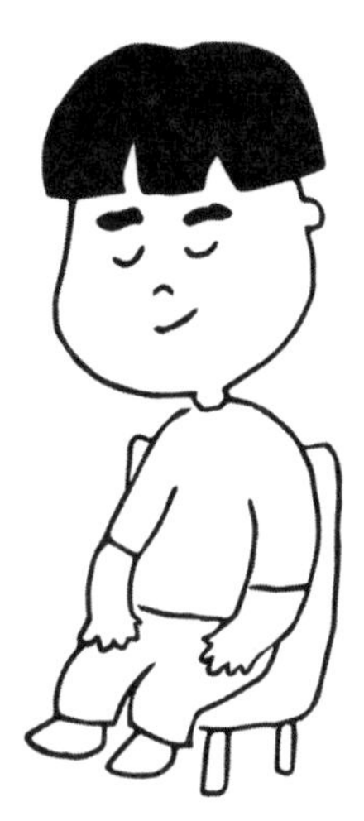

③　心の中で「はじめ」と言って開始し，1 分間，今のこと以外考えないようにします。と言っても，これがなかなか難しいので，次の「今のことに集中できるコツの例」を参考にして集中してください。

今のことに集中できるコツの例（あなたに合う方法で行います）

- 1 分間，自分の呼吸に集中して「お腹が膨らむ」「ひっこむ」と唱えたり，呼吸の数を数える。
- 1 分間，周囲の音を感じて，「何の音かな」と過ごす。
- 1 分間，指や皮膚やお尻が感じている圧力や重心を感じて過ごす。

などの方法で 1 分間を今のことに集中します。途中で雑念が入ったら，「雑念」と心の中でつぶやき，もとに戻します。

④　1 分間経過しタイマーの音が鳴ったら，心の中で「終わり」とつぶやき，終えます。

マインドフルネスを実践している人たちには，雑念に占領されないように「歩行に集中する」方法，「食べることに集中する」方法などを行う人もいます。

マインドフルネスの効果は，毎日行うと，数ヵ月くらいで出ると言われています。しだいに時間を伸ばしていき，10 分間くらいまで伸ばせるといいですね。

第 9 章

HSP（過敏体質）について

最近 HSP という言葉が
よく使われるようになりました。
非常に繊細な性質を
持っている人のことです。
傷つきやすいとか，考えすぎとか
ネガティブな言葉として
使われていますが，
よい面もあります。
上手にその性質を生かせると
よいですね。

1　HSPとは

HSP（エイチ・エス・ピー，Highly Sensitive Person）は，生まれつき神経が細やかで感受性が強い性質を持った人だと言われています。

相手の気持ちを察知して行動したり，ささいなことで動揺してしまうため，ストレスをためやすく疲れやすいようです。

HSPの特徴

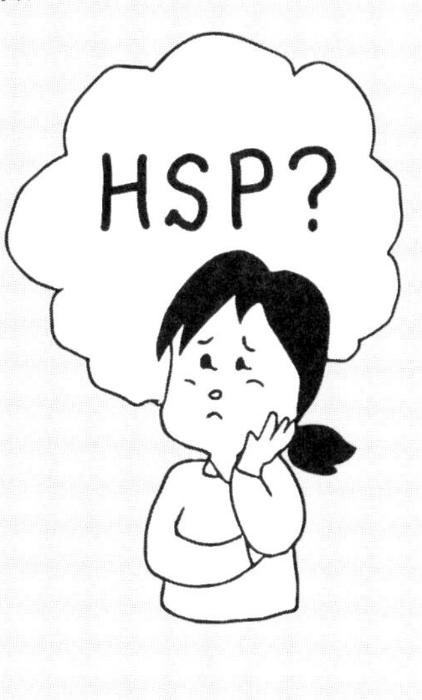

①　深く考える

他人が気づかない，細かいことまで考える。また考える必要がないことまで考える。

②　疲れやすい

過剰に周囲に気を遣うので，疲れやすい。

③　人にすぐ共感してしまう

他人との心の境界線がうすく，相手の感情の影響を受けやすく，相手の意見に共感してしまいやすい。

④　ささいな刺激にも反応してしまう

音や光やにおいなど，ささいなことまで気づく。

HSPの人は，脳の扁桃体（へんとうたい）が外部からの刺激を敏感に感じてしまうため，その刺激に強く反応し，不安や恐怖を感じやすいと言われています。

2　HSPになぜなるのか？

HSPは不安遺伝子が関与していると言われていますが，現在それが証明されているわけではありません。

私は，HSPの特徴を持った人は，遺伝的要素の他，育った様々な環境が影響して，そのような性格を作り上げたのだと考えています。

例えば，いつも親から注意を受けている兄弟がいるとします。兄弟でも，長子と末子では親の態度が違うことがよくあります。しかし，もし同様に厳しく注意されて育ったとしても，同じような性格にはなりません。

1人は不安が強く人の顔色ばかりうかがっている性格になるかもしれません。別の1人は，親からの注意に嫌気がさして，親や教師からの言葉に反発を感じ，やがて非行や犯罪に走るような性格になるかもしれません。

このように，遺伝的な要素は無視できませんが，環境的要素も大いに関係していると感じます。

HSPと言われている人に話をきくと，小学生の間は，特に感受性が強い，傷つきやすいと感じたことはない，感じたのは中学高校くらいからだ，という人も少なくありません。

そのような場合は，中学高校時代にいじめに遭ったとか，叱責されて自信を失ってからHSPのような考え方をするようになったという人が多いようです。

3　HSP の能力を生かすも殺すも自分しだい

HSP の人は，普通の人が気がつかないような細かいことまで気づいて疲れるという特質も持っています。

発達障害（症）の特質の１つとして，「場の空気が読めない」ということがありますが，HSP の人は「細かいところまで気づき，配慮ができる」という反対の特質を持っています。しかし，これが HSP の人の苦しみにつながっているとも言えます。

■事例１　朝起きられず，気持ちが沈みがちなリュウヤ（仮名，18 歳）

リュウヤは，男子高校生です。最近，朝起きられなくて，気持ちも沈みがちで，学校も欠席が多くなり，相談室に来ました。

話をきくと，高校１年の２学期までは，成績優秀で，部活（サッカー）でも活躍してきました。

１年の秋，試合でミスをして顧問から強い叱責を受けました。それ以来，自信がなくなり，部活でも実力が出せず，２年で部活をやめています。

成績も優秀でしたが，担任の先生に成績のことで注意を受けて以来，自分は嫌われていると感じるようになりました。勉強をしていても，担任の注意する顔が出てきて怖くなって，勉強に集中できません。

最近は他の先生や友達の顔色をうかがい，「この人は自分のことをどう思っているのだろうなどと他人の顔の裏にある気持ちを考えてばかりで疲れた」と言います。学校に行く日は胸が締め付けられたようにドキドキして苦しくなるそうです。

■事例２　自分の顔が醜いと思うエリ（仮名，17 歳）

エリは，高校を中退した女性です。エリは，自分の顔が醜いので恥ずかしくて集団に入っていけないのだと言います。

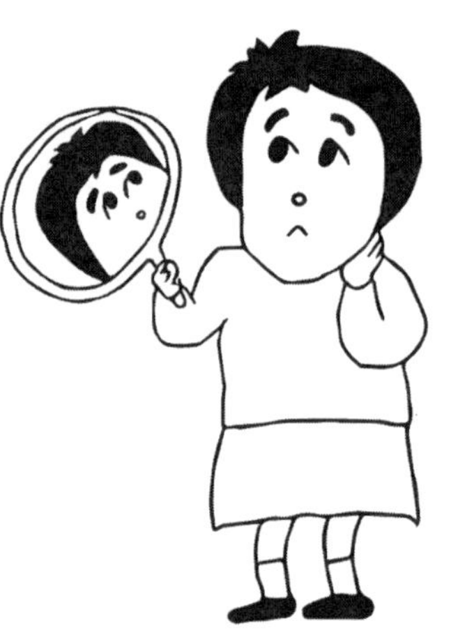

いつからそうなったのかきいてみると，中学３年の時に，親しい友達から「あんたの顔は変だよね」と言われたそうです。これは親しい間柄の冗談だと思ったのですが，だんだん自分の顔が醜いと思うようになったそうです。

進学した高校にも行けず，中退したそうです。

私が見たところでは，エリの顔は特別醜い顔ではなく，ごく普通の顔です。

他人の言うことを過剰に重く受け止めて，友達の言葉を「自分を責める」方向に解釈してしまった例です。

4　HSP の能力を生かす

一般に言われることですが，日本人はアメリカ人に比べて，不安が強くて細かいことにこだわる人が多い，つまり日本人は HSP タイプの人が多いようです。

そうすると「日本人は HSP の人が多いから困ったものだ」と思うかもしれませんが，HSP の性格は悪いことばかりではありません。

楽天的で大まかなアメリカ人も素敵です。しかし細かいことが気になる人が多い日本にも，たくさんのよいところがあるのです。

例えば日本では，外国と比べて電車などの発着時間が正確です。また日本料理は見た目も味も繊細で，細やかさでは世界一だと思います。旅館のサービスの「オモテナシ」もまた世界に誇る細やかな配慮として有名です。木工細工や宮大工，その他の職人たちの仕事が，細かいところまで配慮した作品を生み出していることは驚きです。日本の自動車や電化製品が壊れにくいことも，細やかな配慮が行き届いて作られているということです。

これこそ HSP 的な性格だからできたということです。つまり HSP の特質がこの素晴らしい日本文化を形作っているとも言えます。

5　では，どうしたらよいのか

時々「うちの子どもはHSPだから，先生配慮してください」と担任に言う親がいます。その子に先生が強く注意したら，子どもが学校に行かなくなり，母親が「先生どうしてくれるの。HSPだから配慮してと，あれだけ言ったのに」とクレームを言いに来たと言います。

この親は，HSPが発達障害（症）と同じように，障害であると思い，「合理的配慮」を求めているようです。

HSPも発達障害（症）と同様に，その特質を個性と認識することで，自分の能力に自信が持てるようになります。自分のHSPという特質を個性であると自信を持つことで，他の人にはない視点での活動ができるようになります。

地球温暖化に警鐘を鳴らして国連本部で演説をして，世界に感動を与えたスウェーデン人のグレタ・トゥーンベリさんは自分を「アスペルガーでありHSPである」と言っています。彼女は「アスペルガーでなかったら，こうして立ち上がることはなかったでしょう」と言うように，地球温暖化を人一倍強く感じ，反対運動を行っています。

またアーティストの宇多田ヒカルさんもHSPであるとし，その感性を生かして活動をしています。

HSPは病気でも障害でも短所でもありません。HSPには発達障害（症）と同様，個性的な感性の豊かさがあります。これを個性であり，強みと認識することから始めるのがよいと思います。

そう認識することで，自信がついて，個性的な人生を歩むことができるでしょう。

先のリュウヤとエリの場合を考えてみます。２人とも不安が非常に強くなっているので，まずは医療的な治療を受けることが必要だと考えます。治療を受けながら，同時に考え方をポジティブ思考に変えていきます。必要であれば，カウンセリングを受けるなどして，自己評価を高め HSP である自分を認められるようになればよいと考えます。

第10章

子どもの心の病気について

大人から見て
子どもの心配な状態というのは，
単にストレスがたまっている
と言うより，
「心の病気」のこともあります。
以前は
子どもに「心の病気」はないように
言われていましたが，
子どもでも心の病気になることが
あるのです。

10 代の子どもも心の病気を発症することがあります。

心の病気が起こると，日常生活に支障をきたしたり，不登校などになることもあります。

ここでは代表的な心の病気について，その特徴や対応について簡単に紹介します。

いずれも症状が強い場合は，地域の精神福祉保健センターや保健所，保健センターや教育センターに相談したり，精神科を受診します。

1　ウツ病

以前は子どもにウツはないと言われていましたが，最近は大人と同じようにウツが起こると言われるようになっています。

身体症状

- 食欲不振
- 体重減少
- 疲れやすさ
- 睡眠障害

精神症状

- 興味・意欲の喪失
- イライラ感
- 集中力の低下
- 自殺念慮※
- 喜び感喪失

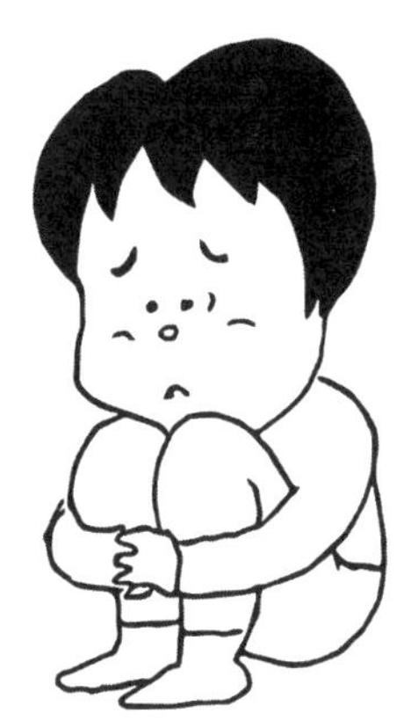

※自殺したいと思いをめぐらすこと。

などがあります。

周囲はどう対応したらよいか

ストレスがあるのならそれを除き，休養するようにします。が，症状が強い時は，ストレスの原因を取り除くだけでは治らないこともあります。

ウツは脳の神経伝達物質の代謝異常が関係するため，症状が強い場合は，精神科を受診させ，薬物療法も必要になるでしょう。

子どもがウツになった時の留意点は以下の通りです。

・周りの人が病気を理解し，子どもを励ましたりしない
・子どもの話をよくきく
・十分な休養をとらせる
・自殺をしないように見守る
・精神科を受診させる

2　不安障害

代表的なものを紹介します。

①　パニック障害

特に身体の病気がないのに突然激しい不安に襲われて次のような症状が出ます。

・心臓がドキドキ，バクバクする
・汗が出る
・息を吸っても息が苦しい

・胸の痛みや不快感
・めまいやふらつき
・吐き気があったり，お腹が苦しい
・死ぬ恐怖
・自分が自分でないような感じ
などがあります。

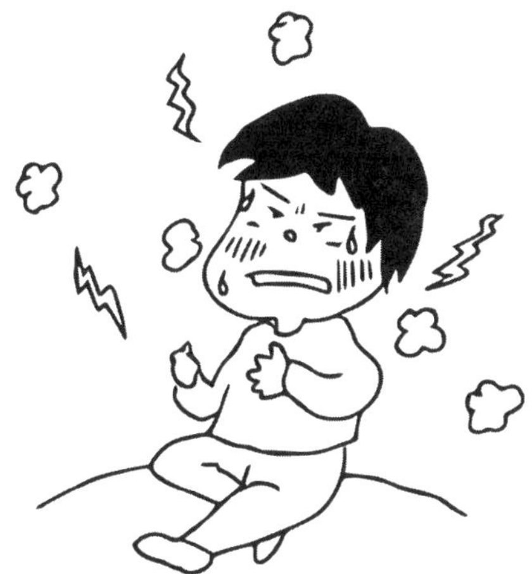

しばらくすれば回復しますが，「また発作に襲われるのではないか」という予期不安が強く，ウツになったり，生活に支障をきたしたりします。

②　社会恐怖

人前で恥ずかしい経験をすると，人前で話したりすることが怖くなり，人と話すことや，外に出ることにも恐怖を感じることがあります。

恐怖を感じる場面に立たされると，精神的な緊張とともに身体的な緊張で，手足が震えたり，赤面したり，心臓がバクバクしたりしてパニック発作を起こすこともあります。

③　強迫性障害

不安を感じると，自分でもバカバカしいと思える事柄に気持ちが集中して，そのバカバカしい事柄に激しくこだわってしまうという症状です。

例えばトイレの後，手が汚れているように感じ，何回も何時間も手を洗ったりします。また鍵を何回も確かめたり，不吉な考えを振り払うために儀式的な行動をしてしまう病気です。

④　心的外傷後ストレス障害

第 1 章（13 頁）でも述べていますが心的外傷後ストレス障害（PTSD）も不安障害です。

対 応

これらの症状のきっかけにストレスや不安が関係していることが多いのです。したがって，子どもがストレスを感じている時は，よく話をきくことが一番大切であると言えます。

そして，これらの症状が出ていたら，不安障害についての知識を得て，症状が続くようなら，精神科（はじめは小児科でもよい）を受診させるようにしましょう。

3　摂食障害

体重を気にしたりしてダイエットをきっかけに起こることがあります。自分は太っていると思い込み，食べ物が食べられなくなったり，また逆に食べ過ぎてしまったりすることがあります。

食べることに罪悪感を持ちやすくなります。

①　拒食症

太っていないのにそうは思わず，食べる量を制限し，さらに痩せようとします。体重が減りすぎて，危険な状態になることもありします。痩せていても活動的です。

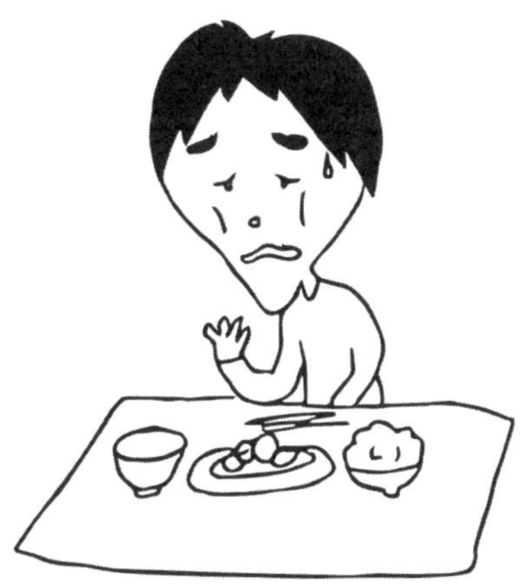

②　過食症

大量に食べ，食べ始めると止まらなくなります。後ろめたさがあり，家族の留守に食べたり，夜中に冷蔵庫の中の食料を食べ尽くしたりします。

食料が大量に必要で，経済的な負担が大きくなります。

また，食事制限の反動から，たくさん食べて，その後，喉に手を突っ込んで吐き戻すという子もいます。手に吐きダコができたり，胃酸で歯を痛めたりします。

対応

痩せすぎの場合，「痩せたい」気持ちが強く，痩せすぎを認めなかったり，太ることへの恐怖から病院に行きたがらないこともあります。栄養失調になったり生理が止まったり，命の危険があります。精神科の治療を受けることが必要となります。

4　統合失調症

大人と同じように子どもにも統合失調症があります。特に思春期からは統合失調症が発症しやすい時期です。遺伝や環境によって起こると言われています。次のような症状があります。

・意欲の低下
・感情のかわりやすさ
・幻覚
・妄想
・話にまとまりがない

対応

なるべく早く精神科を受診して治療を受けることで，早くよくなると言われています。家族は騒がず，落ち着いた態度で接するようにします。

5　チック

根本的な原因はまだ未解明で，心の病気ではなく，発達障害（症）の範疇に入れることもあります。

自分では意識することなく起こってしまう素早い体の動きや発声なので，自分自身で動きをコントロールするのは難しいのです。

運動チックと音声チックがあります。まばたきや咳払いなどは，発達障害（症）と言われていない多くの子どもにも見られるもので，しばらく経過をみていると，いつの間にかなくなっていたりすることもあります。

症状が継続する期間によって，

・一過性チック症（1 年以内に症状が消失する）

・慢性チック症（1 年以上持続する）

に分類され，さらに多種類の運動チックと 1 種類以上の音声チックが 1 年以上続く場合は，

・トゥレット障害（トゥレット症候群）

とされます。

①　運動チック

・まばたき

・顔をしかめる

・口をゆがめる

・舌をつき出す
・首を左右にする

② 音声チック

・咳払い
・叫ぶ
・単語を連発する
・相手の言葉を繰り返す

対 応

チックの原因はいまだに解明されていませんが，緊張や興奮や不安などストレスがきっかけとなりチック症状になることが多いようです。そのため，ストレスを減らす環境作りを心がけることがよいとされています。

チックを直すように注意したり，真似してからかったり，叱責したり，指摘したりしないで，「心配することはないよ」と伝え，安心しリラックスして過ごせるようにするのが大切であるとされています。

第 11 章

発達障害（症）

※アメリカ精神医学会による DSM（精神障害の診断と統計マニュアル）の第 5 版「DSM-5」が 2013 年に出版されたのを受け，病名や用語に様々な翻訳が用いられ混乱が起きないよう，日本精神神経学会がガイドラインにまとめました。その中で児童青年期の疾患などについて，「障害」を「症」へと変更し，「学習障害（LD）」は「学習症」，「注意欠陥・多動性障害（ADHD）」は「注意欠如・多動症」となりました。しかしこれは学会のガイドラインという形の提案であって，行政や法律による拘束力はないため，現在日本では変更前と変更後の名称が併用されていることもあり，本書でもこれらの両方の名称を使用しています。

※ DSM（Diagnostic and Statistical Manual of Mental Disorders）の診断ガイドラインはアメリカだけでなく，日本をはじめとして世界的に用いられています。

子どもの心配な状態は，
もしかしたら
発達障害（症）なのかもしれません。
発達障害（症）は生まれつきのもので，
その子の特性です。
脳機能の発達や能力のアンバランスが
特徴です。
その子どもが育っていく環境により，
社会での生活に困難が発生する
可能性のある障害です。
現在，発達障害（症）児は，
１学級に２人程度いると
言われています。

1　発達障害（症）

発達障害者支援法（第二条）において，

> 「発達障害」とは，自閉症，アスペルガー症候群その他の広汎性発達障害，学習障害，注意欠陥多動性障害その他これに類する脳機能の障害であってその症状が通常低年齢において発現するもの

と定義されています。

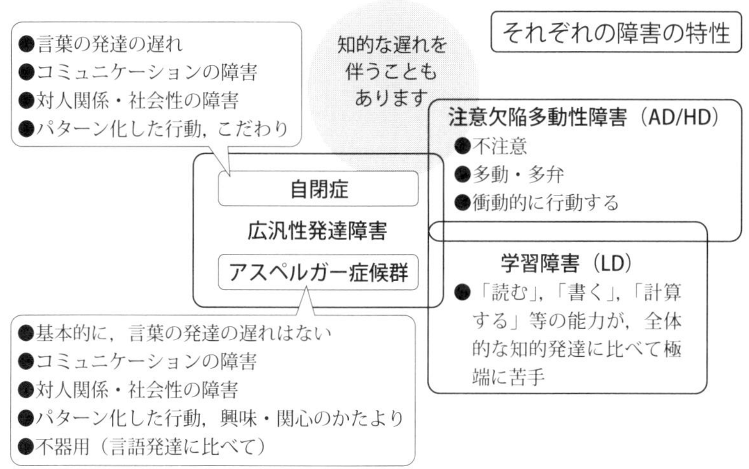

それぞれの障害の特性
知的な遅れを伴うこともあります
●言葉の発達の遅れ
●コミュニケーションの障害
●対人関係・社会性の障害
●パターン化した行動，こだわり
自閉症
広汎性発達障害
アスペルガー症候群
●基本的に，言葉の発達の遅れはない
●コミュニケーションの障害
●対人関係・社会性の障害
●パターン化した行動，興味・関心のかたより
●不器用（言語発達に比べて）
注意欠陥多動性障害（AD/HD）
●不注意
●多動・多弁
●衝動的に行動する
学習障害（LD）
●「読む」，「書く」，「計算する」等の能力が，全体的な知的発達に比べて極端に苦手

（厚生労働省ホームページ「発達障害の理解のために」より）

発達障害（症）は，生まれつきの脳の働き方の違いからくる，行動や情緒に独特の特徴を持っており，それにより子どもが生きづらさを感じたり，教師や親などが困難さを感じたりする特徴の

ことです。

今までみてきた子どもの不安や悩みや心の病気などにも，大きな影響を及ぼしていると考えられます。

発達障害（症）と一口に言っても，自閉スペクトラム症（ASD），注意欠如・多動症（ADHD），学習障害（症）（LD）などがあります。

ここでは，それらについて，順を追って説明します。発達障害（症）の理解の端緒となれば幸いです。

2　自閉スペクトラム症（ASD）

自閉スペクトラム症（Autism Spectrum Disorder）は，略してASD と言います。

従来は，広汎性発達障害というくくりの中で，自閉症，アスペルガー症候群という診断がされていましたが，その後，自閉症という病名が廃止され，現在では自閉スペクトラム症という名称に統一されました。

自閉スペクトラム症の人たちに共通する特性は，人に対する関心が弱かったり，他の人との関わり方やコミュニケーションの方法に独特のスタイルがあることです。

相手の気持ちを，状況や表情から読み取ることが苦手です。理屈っぽかったりすることもありますし，「場の空気を読む」ことが苦手で，対人関係でトラブルが起きやすかったりします。

SST（ソーシャルスキルトレーニング）や環境調整※で，特性が変化することもありますが，完全に特性を無くすことは困難です。

※環境調整とは

学校や家庭で発達障害（症）の症状が出にくい環境を作ることです。例えば，気が散らないように，机の上を整頓する，教室の前の黒板の近くに気になるような掲示物を貼らない，授業で工作などの説明をする時に手順を書いたものを用意する，教室では周りが気にならないように座席を最前列の真ん中にするなどの配慮をします。また，発達障害（症）の子どものいるクラスにもう一人教員を配置することもあります。

①　対人関係が難しい

人に対して関心が弱い場合が多く，赤ちゃんの時あやしても笑わなかったり，反応が薄かったりします。

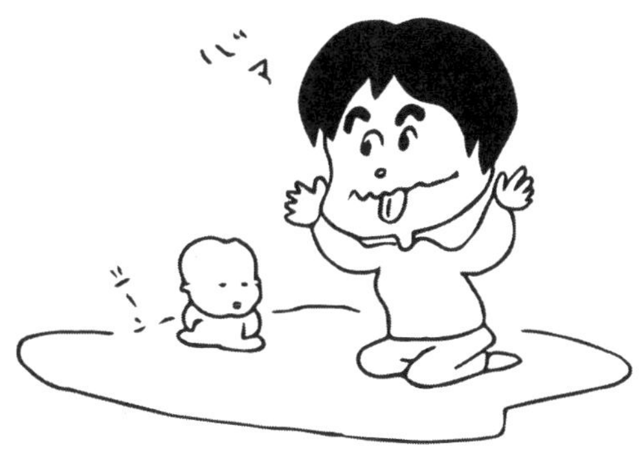

スーパーなどに連れて行っても，親を後追いせず自分の興味のある場所に行って，親が見えなくなっても泣かないなどの反応をすることがあります。

自分の好きなことはよくしゃべるのに，相手の気持ちに添った話ができず，友人ができにくい，相手を怒らせる，成長してからは就職しにくいなどの困り事が出てきたりします。

② こだわりが強い

幼少期から，特定の物に関心が強いなどの特徴があります。また自分なりのルールがあり，自分のやり方にこだわりが強かったりもします。

競争で一番になれないとパニックを起こしたり，相手とトラブルになるような強いこだわりもあります。

人以外の物への関心が強い場合もあり，中には「昆虫博士」「鉄道博士」などと言われる子どももいます。

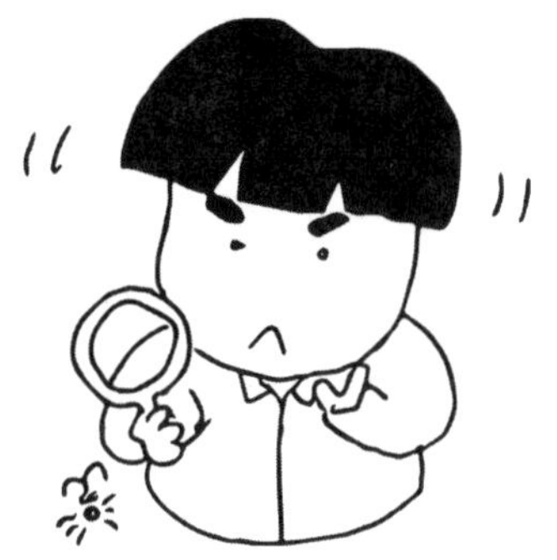

このように，関心があることには徹底的に強くなりますが，関心のないことにはまったく興味を持てず，勉強にも苦手な分野が出てくることがあります。

③ 感覚過敏や不器用がある

子どもによっては，他の人と違い特定のことに過敏に反応することがあります。小さな音でも不愉快に感じたり，そっと触られることに痛みを感じたり，光が苦手だったりします。

また体の動かし方が不器用でぎこちなかったりして，スポーツなどを苦手とする子どももいます。

3　注意欠如・多動症（ADHD）

注意欠如・多動症はADHD（Attention-deficit/hyperactivity disorderの略）と呼ばれ，集中力がない（不注意），じっとしていられない（多動性），思いつくと行動してしまう（衝動性）といった症状がみられます。

集団の中では「落ち着きのない子ども」と思われがちです。

①　不注意

刺激があると，今まで集中していたことから気がそれてしまうので，1つのことに集中することが難しいこともあります。

しかし興味のあることには集中できたりします。授業中の先生からの指示に従えないことが多いようです。

②　多動性・過活動

エンジンがかかったように，あっちこっちに飛び回るように移動をするタイプと，座っていても体のどこかを絶えず動かしているタイプがあります。

③　衝動性

ちょっとしたきっかけで腹を立て，他人に攻撃的になったりするなど，衝動のコントロールが難しい場合があります。

ADHDと言っても，すべての場合に「不注意」と「多動」の特徴があらわれるとは限りません。「不注意」な面があらわれる場合と，「多動」な面があらわれる場合と，混合型などがあります。

ADHDには薬物療法がありますが，それで症状が治るということではありません。

4　学習障害（症）（LD）

学習障害（症）（Learning Disability：LD）とは，知的な発達に遅れがないものの，「きく」「話す」「読む」「書く」「計算・推論する」という特定の学習にだけ，困難が生じる発達障害（症）のことです。

以下のような特徴があります。

①　読字が苦手な子

読字が苦手な子は，文字が読めないのではなく，文章を読むのが極端に遅く，読み間違えることがよくあります。

②　書字が苦手な子

書くことに関してつまずきがあります。

学校では，テストや授業の聞き取り，書き写す，板書する，作文を書くなど様々な書く場面があります。書くことが苦手なので，学校生活で自信がなくなり，自己評価が低くなり，国語だけでなく，他の教科や学校生活全体に遅れが出て，学習意欲が低くなることもあります。

③　算数が苦手な子

算数をする就学前後で気づくことがあります。

算数の授業の中で，テストを通して数についての概念の理解が悪い，理解が追いつかないことがわかってきます。また，他の科目の成績と比較して算数だけが苦手な場合もあります。

発達障害（症）への対応として，環境調整や SST が有効です。しかし私は次のような方法も併せておこなうことが有効であると考えます。

それは，幼い頃からお手伝いや家事を担当させることです。手先や体を使うことで脳や神経を発達させます。また家事を担い多くの動作や体験をする中で困難を乗り越えるコツや生きる知恵や，我慢の力などを身につけることができると考えています。（詳細は拙著『発達が気になる子のための自立・就労トレーニング：家庭・学校・社会生活での支援と訓練』（合同出版）をご参照ください。）

参考文献

・田中和代著『家庭でできる呼吸法でストレス解消―心静かな毎日を過ごそう』黎明書房，2019 年 11 月

・石崎朝世監修，片山和子・湯汲英史著『震災と心のケア』日東書院，2011 年 7 月

・世界保健機関「新型コロナウイルスから子どもたちの心を守る。WHO から世界中の保護者達へ。」 https://covid-19-act.jp/parenting-who/

・新潟大学大学院医歯学総合研究科精神医学分野「新型コロナウイルス感染症とこころのケア」 http://www.niigata-dp.org/corona/

・公益法人日本精神神経科診療所協会，児童青少年問題関連委員会「トラウマを受けた子どもの心のケア」

・国立成育医療研究センター『子どものトラウマ診療ガイドライン第 3 版』 https://www.ncchd.go.jp/kokoro/disaster/to_torauma_Ver3.pdf

・白川美也子著『子どものトラウマがよくわかる本』講談社，2020 年 9 月

・名越康文著『もうふりまわされない！　怒り・イライラ』日本図書センター，2017 年 4 月

・松丸未来監修『子ども認知行動療法　怒り・イライラを自分でコントロールする！』ナツメ社，2019 年 10 月

・米国精神医学会編，高橋三郎他監訳『DSM-5 精神疾患の分類と診断の手引』医学書院，2014 年 10 月

・上地安昭編著『イラスト版　教師のためのすぐに使えるカウンセリングスキル』合同出版，2014 年 10 月

・文部科学省ホームページ「CLARINET へようこそ」2001 年 9 月 14 日 https://www.mext.go.jp/a_menu/shotou/clarinet/002/003/005/002.htm

・杉山登志郎教育講演「複雑性 PTSD への簡易トラウマ処理による治療」第 59 回日本心身医学会総会ならびに学術講演会（名古屋），2018 年
・笠原麻里，日本トラウマティック・ストレス学会編集委員会責任編集『子どものトラウマ―アセスメント・診断・治療 』金剛出版，2019 年 6 月
・森隆夫監修『子どもの心の病気を理解しよう！』日東書院，2012 年 12 月
・遠藤俊吉他著『精神科医が語る子どもの心の病気』成美堂出版，2002 年 5 月
・高田明和著『HSP と不安障害』廣済堂出版，2020 年 9 月
・長沼睦雄著『10 代のための疲れた心がラクになる本』誠文堂新光社，2019 年 2 月
・串崎真志著『繊細すぎてしんどいあなたへ』岩波ジュニア新書，2020 年 5 月
・岡田尊司著『過敏で傷つきやすい人たち』幻冬舎新書，2017 年 7 月
・高田明和著『HSP と発達障害』廣済堂出版，2020 年 2 月
・高田明和著『「敏感すぎて苦しい」がたちまち解決する本』廣済堂出版，2017 年 9 月
・文部科学省「子どもの心のケアのために―災害や事件・事故発生時を中心に―」2010 年 7 月
・文部科学省「学校における子供の心のケア―サインを見逃さないために―」2014 年 3 月
・九州社会福祉研究会編『第二版　21 世紀の現代社会福祉用語辞典』学文社，2013 年 3 月
・東山紘久著『母親と教師がなおす登校拒否』創元社，1984 年 7 月
・東山紘久著『プロカウンセラーの聞く技術』創元社，2000 年 9 月
・冨永良喜著『大災害と子どもの心』岩波ブックレット 829，2012 年 2 月

・小山恭子『こころとからだのリラクゼーション—動作法のすすめ』武久出版，2014 年 11 月
・国立精神・神経医療研究センター精神保健所知的・発達障害研究部「COVID-19 の子どもたちへの影響，そして私たちにできること」2020 年 4 月　https://www.ncnp.go.jp/nimh/chiteki/pdf/ForChildParensCovidSit.pdf
・ユニセフ「災害時の子どもの心のケア——一番身近なおとなにしか出来ないこと—」2017 年 3 月　https://www.unicef.or.jp/kokoro/
・ユニセフ学習会「災害後の遊びを通した 子どもの心のケア」 https://www.unicef.or.jp/kodomo/teacher/pdf/an/an_59.pdf
・保健管理センター留学生担当カウンセラー・生田かおる「留学生のためのカウンセラー通信　No.15」2020 年 4 月　http://www.isc.ynu.ac.jp/international/campus_inquiry/counselor/pdf/MessageForIS_Apr2020_ja.pdf
・長沼睦雄著『敏感すぎて生きづらい人の明日からラクになれる本』永岡書店，2017 年 6 月
・厚生労働省ホームページ「こころもメンテしよう」 https://www.mhlw.go.jp/kokoro/parent/mental/ftf/ftf_02.html
・すまいるナビゲーターホームページ「自閉スペクトラム症の子どもの特性」 https://www.smilenavigator.jp/asd/abc/02.html

おわりに

2020年から世界中の人々がコロナのため「我慢」を強いられてきました。しかし「コロナを広げないように，夜のアルコールの出る席には行かないで」という緊急事態宣言が出たにもかかわらず，人々は繁華街に足を運びます。そのたびに，人間というのは，我慢ができない生き物だとつくづく感じます。

そのような中で，子どもたちはもとよりアルコールの場所には行けないし，学校にも行けず，友達と遊ぶのもままならない様子です。子どもにとってコロナは「大人から感染させられるもの」であり，子どもは一方的な被害者です。

今，子どもの心はどうなっているのでしょうか。子どもたちは大人と違い，「一人で喫茶店で息抜き」などはできません。大人より不自由を感じているでしょう。学校の先生や親たち大人は，ぜひ，子どもの今の気持ちに関心を持って接してあげてください。

この本が，少しでも子どもたちの心の不安を取り除き，子どもたちの不安解消のお役に立てたら幸いです。

なお，この本の中の事例は特定の誰かの事例ではありません。私が今まで話をきいてきた方々の事例を合成して，典型的な例として書いてあります。

最後にユニークなイラストを描いてくださった，みんなの居場所フリースペース「こむふく」施設長の後藤勇一さんに感謝します。

田中和代

●著者紹介

田中和代

臨床心理士，社会福祉士，EMDR 治療者。
静岡市出身。福井大学大学院修了。
(職歴)
小学校から大学までの教員，保育カウンセラー，スクールカウンセラー。東北公益文科大学（助教）では学生共育センター副室長で発達障害学生の支援を行った。
(現職)
・福井県坂井市のひきこもり支援員
・一般社団法人福井コミュニティ協会理事長

主な著書

『高機能自閉症・アスペルガー障害・ADHD・LD の子の SST の進め方』黎明書房
『新装版　ワークシート付きアサーショントレーニング』黎明書房
『発達が気になる子のための自立・就労トレーニング』合同出版

＊イラスト：後藤勇一

(現職) ひきこもりのフリースペース「こむふく」施設長。
福井市出身。福井市議会議員を経て，岩手県陸前高田市で 6 年間復興活動をする。

子(こ)どもの心(こころ)のケアの進(すす)め方(かた)

2023 年 7 月 10 日　初版発行

著　者　田(た)　中(なか)　和(かず)　代(よ)
発行者　武　馬　久仁裕
印　刷　株式会社　太洋社
製　本　株式会社　太洋社

発 行 所　株式会社　黎(れい)　明(めい)　書(しょ)　房(ぼう)
〒460-0002　名古屋市中区丸の内 3-6-27　EBS ビル　☎ 052-962-3045
FAX 052-951-9065　振替・00880-1-59001
〒101-0047　東京連絡所・千代田区内神田 1-12-12　美土代ビル 6 階
☎ 03-3268-3470

落丁本・乱丁本はお取替します。　ISBN978-4-654-02391-2